Schwängerung und Samenspende

Das Mühen um Fortpflanzung

von Jan Deichmohle

Impressum

Verfasser: Jan Deichmohle
deichmohle@deuru.com

Herausgeber: DEURU
Impresservice
Tacuarembo 1499
11100 Montevideo/Uruguay
Tel. 00598 95 773 719
www.deuru.com

Bildnachweis:

Das Titelbild verwendet Gustav Klimt, Die Hoffnung 1, National Gallery of Canada

Inhaltsverzeichnis

Vom Fortleben in Kindern

Leben ist, was uns ausmacht, unser höchstes Gut. Leben ist, was sich fortpflanzt: das unterscheidet uns von lebloser Materie oder Robotern. Daher möchten Menschen sich instinktiv gerne fortpflanzen, wenn ihr natürlicher Antrieb nicht durch unser Bewußtsein vernebelnde Moden oder Ideologien verdreht wird.

Dieses Buch handelt von jenen Menschen, die sich Kinder wünschen, jedoch keinen fruchtbaren Partner haben. Wo die Natur bei einem Ehegatten versagt, mag es immer ein Problem gegeben haben, doch die meisten Schwierigkeiten sind menschengemacht. Männer und Frauen fielen auseinander, als sie verbindende Kultur zerbrach.

In der Folge werden Frauen im Mittelpunkt stehen, die Mutter werden wollen, obwohl sie keinen oder keinen fruchtbaren Mann oder Freund haben. Dies ist die übliche Verfälschung unsrer Wahrnehmung, denn tatsächlich betrifft es aus biologischen Gründen sehr viel mehr Männer als Frauen. Damit sich die Art besser fortpflanzt, nicht von anderen verdrängt wird, werden Gene in der Natur fast überall am männlichen Geschlecht gefiltert, nicht aber dem weiblichen. Das bedeutet: Fruchtbare Frauen können von Natur aus leicht Mutter werden, wenn sie wünschen, oder werden es in animalischen Verhältnissen mit Leichtigkeit. Auf dem männlichen Geschlecht lastet dagegen eine Bürde: sexuelle Selektion, die starken Wettbewerbsdruck auslöst, Verlierer diskriminiert und nur Sieger zu Vätern werden läßt.

Diskriminierende Selektion geht von weiblicher Wahl aus. Frauen, die solche Probleme von Natur aus selbst nicht kennen, weil es weder evolutionär noch kulturell eine solche Hürde für sie gibt, wählen sich bevorzugte Männer für die Fortpflanzung, schließen andere dagegen aus – die diskriminiert übrig bleiben. In den letzten 60.000 Jahren hat sich nur ein kleiner Bruchteil der Männer fortpflanzen und seine Anlagen im Genpool der Menschheit hinterlassen können, dagegen mehrmals so viele Frauen.

Darauf gründet eine zweite Stufe des Wettbewerbsdrucks: Männer wetteifern untereinander bereits um soziale Anerkennung, Aufstieg in Ansehen oder Hierarchien, worauf Frauen dann ihre Wahl gründen können.

Wären Familien und Menschen nicht oft kaputt, gäbe es so ein Problem für Frauen nicht – es sei denn, ihr Gemahl ist unfruchtbar. Für Männer ist es jedoch wesentlich häufiger und typischer. Unsere Wahrnehmung ist umgekehrt: Wir sehen die betroffene Frau, nicht aber viele betroffene Männer. Auch das ergibt sich aus evolutionären Antrieben: Kinder sind die Zukunft, werden daher besonders geschützt und gehegt. Deshalb nehmen wir Kinder – und Mütter, allgemein Frauen – bevorzugt wahr. Männliche Verlierer dagegen sollen sich kein Mitleid erschleichen können. Daher werden sie ausgeblendet, blockiert, gehässig und ungerecht behandelt. Sich beklagen ist ein Vorrecht von Kindern und Frauen; wir helfen sofort. Tut es ein männlicher Verlierer, wird der verhöhnt: „Jammerlappen", „Mimimi", „Versager"!, sein Anliegen aber konsequent und dauerhaft ignoriert, ausgeblendet aus unsrer Wahrnehmung. Wir wollen nichts davon wissen, stören uns an jeder Wortmeldung, die wir – im Gegensatz zu weiblicher – ‚niveaulos', ‚albern', ‚pubertär' und ‚unwürdig finden', ebenso den Versuch einer Berichterstattung.

Berichten Frauen oder gar Feministinnen von einem eingebildeten weiblichen Problem, werden sie hofiert, erhalten unsere Aufmerksamkeit, Mitgefühl und Hilfe, wie es dem biologischen, von evolutionären Kräften verankerten, Antrieb entspricht. Solidarisch reagieren Menschen, Gesellschaft und Politik, die Bekämpfung des erfundenen Wehwehchens von Frauen zur vorrangigen Staatsaufgabe erhebt. Echte und massive Probleme männlicher Verlierer werden dagegen systematisch aus dem Bewußtsein verdrängt, von Medien ausgeblendet. Journalistische oder literarische Darstellung wird als ‚lächerlich', ‚peinlich', ‚mißlungen', ‚qualitativ miserabel' verschwiegen oder verhöhnt, wogegen absurde feministische Behauptungen ohne jegliche sachliche oder literarische Qualität zum Massenerfolg, bestverkauften und gerühmten Werk, klassischen Universitätsstoff werden.

Schwängerung durch Samenspende

Um Mutter zu werden, obwohl es an einem fruchtbaren Partner fehlt, geben Frauen zuweilen Gesuche auf, um einen ‚Samenspender' zu finden. Vor allem werden wir zwei Typen Frauen betrachten: alleinstehende, die zu Beziehungen unwillig oder unfähig sind, oder aus ihrer Sicht Pech hatten, keinen passenden ‚Partner'[1] zu finden, und Ehepaare, bei denen der Mann aufgrund einer Erkrankung zeugungsunfähig ist. Es gibt noch weitere Typen, um die es aus guten Gründen nicht geht.

Aufgrund der moralischen, rechtlichen und gesellschaftlichen Schwierigkeiten und des Risikos für Männer, gibt es auf diesem Markt weniger Männer im Verhältnis zu Frauen als ‚in freier Wildbahn', in der Gesamtgesellschaft. Daher ist es etwas leichter, einmal berücksichtigt zu werden, weil Frauen im Bemühen, Mutter zu werden, ihre im sonstigen Leben überzogenen Ansprüche auf das nötige Maß senken. Trotzdem sollten wir den auch hier bestehenden Überhang männlicher Angebote nicht unterschätzen, weshalb auch hier oft viele Dutzende oder Hunderte Zuschriften auf ein weibliches Gesuch kommen, wogegen umgekehrt männliche Profile selten einmal aus eigenem Antrieb angeschrieben werden, und das eher von Problemfällen oder Neugierigen. Überall fallen Männer leicht durch das Selektionsraster; hier aber werden im Notfall die Hürden kurzfristig gesenkt, wenn der Termin naht und ungenutzt zu verstreichen droht.

Der übliche Ablauf ist bei dieser unwürdigen, Männer auf einen kurzfristigen Dienstleister reduzierenden Sache fast wie im richtigen Leben: Viele Antworten auf Inserate werden verschickt, ohne irgendeine Antwort. Lange, sehr lange kann es dauern, bis einem Mann einmal zurückgeschrieben wird. Dann aber heißt es sofort antworten, denn die Frau hat sehr vielen Männern geantwortet, so daß auch bei Gefallen eine große Zahl Wettbewerber schneller sein und dich verdrängen kann.

1 Der Begriff ‚Partner' entstammt Problemzeiten, bezieht sich auf die Welt der Geschäftspartner und Firmen, ist aus traditioneller Sicht bereits latent zu ‚schwul'.

Nicht unerheblich ist die Zahl „falscher Profile" und Witzbolde. Manche Frauen schaffen es, Männer reihenweise und sogar mehrfach reinzulegen.

Eine Frau bestellte mich an einen entlegenen Ort. Quer durchs Land fuhr ich eine halbe Tagesreise mit Bahn und Bus an. An der Adresse gab es das genannte Namensschild, doch niemand antwortete.

Auf meiner Rückfahrt hatte ich Internetverbindung und fragte nach, was denn los sei. Ein langer Schwall von Entschuldigungen und Erklärungen kam zur Antwort, weshalb sie leider nicht gekonnt hätte, unvorhergesehen etwas dazwischen gekommen sei. Es werde bestimmt nicht wieder vorkommen, ob ich es denn am nächsten Tag noch einmal versuchen könne? Damals war ich noch so naiv, das zu glauben, nahm mir auf halber Strecke ein günstiges Hotel, denn es war ohnehin schon zu spät, um noch vor der Nachtpause der Bahn nach Hause zurück zu gelangen. So fuhr ich dann am nächsten Tage auf ihre Bitte nochmals an – mit gleichem Ergebnis.

Wer zweimal denselben Fehler mache, sei dumm, heißt es. Zur Entschuldigung möchte ich anbringen, daß es bei der Fortpflanzung um eine Grundtriebkraft des Menschen geht, bei der Verstand und Ratio ausgeschaltet werden. Nach einem weiteren Tag des vergeblichen Fahrens, Klingelns und Zurückfahrens kehrte ich endlich heim. Wenig später fand ich im Internet unter ihrem Profil einen Kommentar: Offenbar hatte sie nicht nur mich, sondern eine ganze Reihe fremder Männer zu der Adresse bestellt, an der gar nicht die Frau, sondern ihr ehemaliger Freund wohnte, an dem sie sich so rächen wollte. Einer der vielen Männer war so hartnäckig gewesen, zu klingeln, bis der Bewohner geöffnet hatte. Sie unterhielten sich, durchschauten die Masche der Exfreundin und machten den Vorfall über Profilkommentar bekannt. Es ist nicht so lustig, wenn jemand ständig vom Klingeln Fremder genervt wird, die seine Verflossene rachsüchtig dahin schickt.

Danach wiederholt sich das Spiel, das Frauen und Gesellschaft mit Männern spielen. Unwürdig ist es in jedem Falle; hier ist es noch brutaler, weil der Mann auf den Augenblick der Zeugung reduziert wird. Doch auch dabei gilt: nur viel Mühe, Durchsetzungskraft und Beharrlichkeit fruchtet.

Es gilt also wieder, monatelang sämtliche Gesuche zu beantworten, die sich nicht disqualifizieren. Das darf natürlich niemals auffallen, denn keine Frau möchte einen Mann, der es überall versucht. Allein die Vorstellung erfüllt Frauen mit Entsetzen. Ein Gewinner ihrer Wahl darf kein Massenbewerber sein. Dabei übersehen die Frauen jedoch elementare Logik: Wenn auf jede Frau Hunderte Bewerber kommen, ist es unwahrscheinlich, auch nur einmal ausgewählt zu werden, bevor hunderte Zuschriften verschickt wurden. Wer durch Lebensalter, Körpergewicht oder eine andere Nebensächlichkeit außerhalb von Mode und Wunschraster liegt, benötigt mehr als das, vielleicht gar tausende Versuche.

Frauen verstehen das nicht. Themen wir Marktlage, sexuelle Selektion oder die Sicht der Männer sind ihnen fremd und zuwider. Sie wollen unbedingt den unmöglichen Oberhelden, der entgegen aller Wahrscheinlichkeit und Realität gezielt sie anschreibt, um andere einen Bogen macht. Diese Bedingung gilt nicht nur für die Wahl eines Freundes, Gatten, sondern auch bei der Fortpflanzung. Denn darum geht es bei der ganzen Wählerei biologisch.

Frauen wollen einerseits, daß deine Fruchtbarkeit erwiesen ist, andererseits bei ihnen und sonst möglichst wenig verwendet wird. Ein Mann darf es nicht nötig haben, sich anzubieten. Andererseits brauchen sie das Angebot und sind sauer, wenn sie keine ‚anständige' Auswahl haben. Der Widerspruch fällt ihnen nicht auf.

Irgendwann, vielleicht nach einem halben Jahr, oder einem Jahr, geht dann mal eine Nachricht ein „Danke für dein Angebot. Es ist gut, daß es Männer wie dich gibt." Leser mögen am Verstand der suchenden Wunschmutter und dem sich anbietender Männer zweifeln, sich die Haare raufen, die Angelegenheit belachen – ich schreibe nur, wie es ist, nicht daß irgendwas daran gut sei.

Weswegen tut ein Mann sowas? Nun, vielleicht, weil er es nötig hat, oder weil er im zentralen Bereich des Lebens erfolgreich sein will, indem er viele Kinder zeugt. Ist es unmoralisch? Das kann gut sein, aber Not kennt kein Gebot – bei Frauen wie Männern nicht. Tut ein Mann es nicht, macht es ein anderer. Verzicht verbessert die Lage nicht, sondern wirft aus dem Kreislauf des Lebens. Sie wird sowieso auf unpassende Weise Nachwuchs zeugen; möge es den Kleinen gut gehen. Du hast die Wahl: bei dem Murx nicht mitzumachen, ihn aber nicht zu verhindern, weil die Frau dann einen anderen wählt, und ohne Nachkommen aus der Welt zu gehen, oder am Unsinn mit Unbehagen teilzunehmen.

Nun ist also viel Zeit ins Land gegangen. Manche Frauen schrieben viel, wollten bald anfangen. Ihr habt über Termine und Zyklen gesprochen und verabredet, sie wolle zum richtigen Zeitpunkt Bescheid geben. Bis kurz vorher waren ihre Nachrichten positiv. Dann plötzlich bleibt Tage vor dem Termin zum Eisprung die Antwort aus. Meist schreibt sie nie wieder. Manchmal kommt als letztes noch eine Nachricht: „Tut mir leid, ich habe inzwischen schon jemand anders gefunden, der noch besser paßt."

Man kann genau beobachten, wie sexuelle Selektion abläuft, fast immer dieselben Männer diskriminiert werden.

Danach beginnt das Spielchen von vorne: Anzeigen auf allen verfügbaren Plattformen suchen und beantworten, nur aufpassen, wo dieselbe Frau dahintersteckt. Sonst bekommt sie nämlich mit, wenn sie vom selben Mann zweimal angeschrieben wurde, und das ist ganz schlecht für dich. Niemand verübelt es einer Frau, auf vielen Plattformen zu suchen. Aber ein Mann, der viel sucht, ist eine Nervensäge, der geborene Feind und Verlierer der Wahl, eine lächerliche Gestalt, von der gewiß niemand ein Kind möchte.

Das nächste Mal heißt es dann vielleicht: „Wunderbar. Vielen Dank. Das machen wir so. Ich melde mich, sobald ich aus dem Urlaub zurück bin. Jetzt geht es erstmal in den warmen Süden." Eine Antwort gibt vorhersehbar nie mehr. Versuche, nachzufragen, wie ihr Urlaub verlaufe, ob sie zurück oder wann es an der Zeit sei, scheitern bereits technisch. Denn nun heißt es in roter Fehlerfarbe: „Du kannst diese Person nicht kontaktieren, weil ihr Postfach voll ist." Früher war das Fassungsvermögen oft 500 Nachrichten; inzwischen sind es gern 1000. Das bedeutet: Ihr schreiben so viele Männer, daß du wie eine Stecknadel im Heuhaufen verloren gegangen bist. Sie antwortet überhaupt nicht mehr, denn sonst hätte sie wenigstens die Überzahl im Posteingang gelöscht, was ihr unmöglich macht, selbst vom gewählten Mann eine Nachricht zu empfangen. War sie nun ein falsches Profil, denglisch ‚Fake'? Oder hatte sie anfangs tatsächlich Absichten, wurde dann von der Unmenge Zuschriften überwältigt?

Bei einem Mann verhält es sich aus biologischen Gründen meist umgekehrt. Das Postfach enthält monatelang genau 0 neue Nachrichten, nämlich keine. Wenn überhaupt, fragt vielleicht der Admin an, der womöglich irgendwelche bezahlten Dienste anpreist, oder ab und an eine Männern abholde Lesbe, die einen Becher füllen will, wogegen der Mann meist eine halbwegs normale Frau sucht, um in einigermaßen natürlicher Umgebung Kinder zu hinterlassen.

Ein Mann wird bei solchem Unterfangen bald unweigerlich an den nächsten Typus Frau geraten, der Bildersammlerin. Sie selbst mag schreiben, leider nicht die Schönste zu sein, oder kraß schwergewichtig, ob das denn störe? Doch der Mann soll sein Bild schicken, denn sonst wird er nicht gewählt. Es ist unwichtig, ob er klug oder erfindungsbegabt ist; Frauen haben meist kein Gefallen an Intelligenten, die als langweilig gelten und nicht leicht verstanden werden. Denn Männer müssen sich mühen, klug zu werden, weil auf ihnen ein Druck lastet. Frauen kennen keinen solchen Druck; daher ist es für Frauen zu unbequem, sich wie ein Mann abzurackern, oder auch nur mit einem intelligenten Mann zu tun zu haben, der viel schwerer zu verstehen ist als ein Durchschnittsmann von nebenan oder ein Denkfauler, viel ähnlicher der ebenso denkfaulen wählenden Frau.

Geisteslöwen sind untendurch; stattdessen zählen Bizeps, Subproletariat und Verdränger aus fernen Kriegs- und Krisengebieten, die allemal mehr Zuspruch erhalten als einheimische Elite. So schaffen wir uns unter der Gürtellinie bei der Zeugung ab: Deppen und Muskelprotze zeugen mehr Kinder, weil sie von Frauen angehimmelt und ausgewählt werden. Geistesriesen werden verspottet, diskriminiert, als ein bißchen verrückt oder unmännlich ausgesiebt, weil sie mehr ihr Hirn als ihren Körper aufgebaut haben. Frauen sehen den Körper, nicht das Hirn. So wird der Geistesmensch mit schwachem Körper abserviert, der Muskelprotz mit Knopfgehirn von Frauen via Zeugung in Massen geklont. Mit jeder feministischen Generation werden wir dümmer – die polygamen Matriarchate Schwarzafrikas scheinen ganze Arbeit geleistet zu haben, denn der durchschnittliche IQ ist dort in den Kretinbereich gerutscht, was eine wissenschaftlich gesicherte Tatsache ist, für deren Nennung Buch und Autor wohl geächtet werden. Weibliche Wahl ist negativ, schadet der Zukunft. Aber wer sie meidet, schießt sich selbst aus dem Strom des Lebens.

Das Spiel ist verkehrt, schief und gehässig, doch wer sich verweigert, stellt sich selbst den ‚Darwin Award' aus für die dümmste Art, sich aus der Fortpflanzung auszuschließen.

Die Bildersammlerin verlangt also Bilder. In 99 von 100 Fällen ist danach für Männer des Geistes entweder Funkstille – keine Antwort mehr –, oder es kommt eine letzte Absage: „Tut mir leid, aber du bist gar nicht mein Typ."

Ein Ehepaar hatte angegeben, der Mann sei unfruchtbar. Sie sei nicht die Schönste und übergewichtig, ob das was ausmache? Ob ich trotzdem helfen wolle? So ging es hin und her, doch als der Termin kam, fehlte ihre Nachricht. Zwar wußte ich das ungefähre Datum, aber keine Adresse, wohin ich denn fahren solle. Danach wurde auf nächsten Monat verschoben. So ging es eine Weile. Irgendwann wurde es mir zu bunt, und ich beschloß, in Urlaub zu fahren, aus dem ein anderes Buch entstand: weit weg zu den Antipoden auf der anderen Seite der Erde. Während meiner Abwesenheit ging dann ihre Anfrage ein, ob ich denn jetzt könne? Gerne, versprach ich, im nächsten Monat früher als geplant zurückzufliegen, was ich dann auch tat. Ich schrieb ihnen von meinem Urlaub auf der Südhalbkugel, und daß ich ihretwegen umbuche, im Folgemonat rechtzeitig da wäre. Die Umbuchung war auch nicht gerade kostenlos. Bis kurz vor meiner Rückreise bestand Emailkontakt. Als ich wieder daheim war und meine Bereitschaft meldete, erhielt ich keinerlei Rückmeldung mehr.

Das sind nun keine ‚Einzelfälle', sondern übliche Abläufe, die sich über Jahre hinweg häufig wiederholten. Es ist, wie es eben ist: typisch. Einmal bestellte eine Frau mich in eine Kleinstadt. Ich fuhr mit dem Zug an; sie wollte mich am Bahnhof abholen. Ihr Aussehen war mir unbekannt, weshalb ich ein Erkennungszeichen vorgeschlagen hatte, das ich in der Hand trug. Damit stand ich nun am Bahnhof, sah viele Leute vorbeigehen, hielt mein Zeichen deutlich sichtbar, was ein wenig peinlich war, weil ich damit auffiel, mich Leute merkwürdig anschauten. Denn ich stand da wie bestellt und nicht abgeholt, hielt allen Frauen mittleren Alters mein Erkennungszeichen sichtbar entgegen, kam mir nach einer halben Stunde ziemlich lächerlich vor. Doch ich mochte auch nicht voreilig weggehen, damit wir uns nicht verpassen, wenn sie sich nur verspätet habe.

Schließlich suchte ich Netzwerk. Es war vor einigen Jahren; damals gab es noch viele Internetcafés. In einem nahm ich Verbindung auf und fragte, was los sei, ich sei extra wie verabredet angereist und stehe nun wie bestellt und nicht abgeholt.

„Das tut mir leid", schrieb sie, „aber heute geht es gar nicht, ich bin krank".

-„Und wieso hast du mir das nicht vorher geschrieben, bevor ich extra hergefahren bin?"

Dafür hatte sie keine plausible Erklärung. Wir sollten es unbedingt im nächsten Zyklus versuchen. Danach brach sie den Kontakt ab.

Solche Geschichten könnte ich einige erzählen – es ist eine seltsame Art, das eigene Land kennenzulernen. Ich war in abgelegenen Städten, die ich sonst niemals gesehen hätte.

Doch auch, wenn es einmal mit dem Treffen klappt, bedeutet es noch lange nicht, daß etwas dabei herauskommt. Manche meinen, keinen Gesundheitstest nötig zu haben. „Bei mir doch nicht. Alles ist bestens. Ich weiß das einfach." Zur Krönung kommt dann noch gern: „Außerdem bin ich Blutspenderin. Da kann gar nichts sein." Was ihr nicht bekannt ist: Die Datenschutzgesetze sind so schräg, daß der Staat zwar das Internet nach unbotmäßigen Meinungen durchforsten darf, wofür es Stiftungen wie „Correctiv” oder „Amadeu Antonio” u.s.w. gibt, die zwar formal selbständig sind, aber gefördert werden, es dagegen aus ‚Datenschutzgründen’ nicht einmal statthaft sein kann, den Blutspender zu informieren, wenn er sich so etwas wie HIV zugezogen hat.

Die Blutspenderin mit bereits einer großen Kinderschar willigte in den Soforttest ein, der eine dicke Linie zuviel anzeigte: das bedeutet zwar nicht sicher, aber sehr wahrscheinlich HIV-positiv. Wie sie sich das zugezogen hat? Die armen Kinder. Sie meinte noch:

„Das ist eine zweite Testlinie. Bei mir kann gar nichts sein.”

Nun gibt es subjektive Wahrheiten (oft feministisch oder weiblich) und objektive Wahrheiten. Die objektive ist: Es gibt nur einen Teststrich, der zweite ist ein positiver Befund. Subjektiv heißt es: „Da kann gar nichts sein bei mir. Du Schlimmer glaubst mir nicht und waltest deines Amtes nicht. Was habe ich immer nur so ein Pech mit Männern?”

Wenn auch diese Hürde genommen ist, der Test grünes Licht gibt, heißt das noch nicht viel für den Fortpflanzungserfolg. Denn auch wenn der Mann gesund und zeugungsfähig ist, klappt es nicht unbedingt beim ersten Mal. Nun läßt sich die Frau zwar gern versprechen, so lange in jedem Zyklus mitzuhelfen, bis sie ihr Ziel erreicht hat, doch wird sie umgekehrt kaum ein solches Versprechen geben, oder es nicht halten. Beim nächsten Mal ist dann Funkstille; sie hat einen anderen Stecher rangelassen. Oder sie hat Zysten und ihre Fruchtbarkeit tendiert gegen null.

Damit ihr merkt, daß ich euch keinen Unsinn erdichte, gehen wir spaßeshalber mal Nachrichten im Posteingang durch, die trotz Löschaktionen übrig geblieben sind. Es durften ja niemals 500 (oder 1000) Nachrichten werden, weil dann eingehende Antworten mit dem Vermerk „Posteingang ist voll” zurückgewiesen wurden. Etwas besser sieht es bei Emails aus, die nur aus Diskretionsgründen gelöscht wurden. Doch nur sehr wenige Kontakte in einschlägigen Foren gelangten jemals auf das Niveau einer Emailverbindung.

«Wunschkind[redacted]

08/08/2012 12:59
hallo .. ich habe eine frage und zwar kannst du mir mal ein bild von dir schicken und woher kommst du»

Nun, Großschreibung und Kommasetzung ist nicht notwendig, um Mutter zu werden. Ein Mann muß schon mehr leisten, um zur Fortpflanzung zugelassen zu werden. Oben haben wir den Typus der Bildersammlerin. Die Zusendung des Bildes war oft der letzte Kontakt.

«Re: Re: Re: Re: Re: Dein Kinderwunsch wird erfüllt! :-)
von: tin[redacted]
Sent on 03/10/2012 09:10
Naja dieser Monat ist schon vorbei und stell dir vor ich habs genutzt.. Kann mich nächsten melden falls sich doch nichts tut.. »

Hier lag offenbar der Fall von Versprechung vor: „Ja, ich melde mich, sobald es soweit ist". Sie meldete sich jedoch nicht, weil sie stattdessen einen anderen Spender nahm. Ob es nun mit dem gewählten Erzeuger gleich klappte oder nicht, in keinem der beiden möglichen Fälle hat sie sich nochmals bei mir gemeldet. Allerdings ist es vorgekommen, daß Frauen mehrere Spender abwechselnd rannahmen, dann zurückschrieben: „Diesen Monat geht nicht, mir ist nicht gut, hab dies oder das oder viel zu tun", um dann einige Monate später wieder Zeit zu haben. Tatsächlich wurden Männer reihum ausprobiert, wobei alle in den übrigen Monaten Ausflüchte zugeschickt erhielten. Bei welchem es dann irgendwann klappt, ist ein Lotteriespiel mit der Gebärmutter als Lostrommel, die sich den Gewinner aus vielen Spermien vieler Männer zieht.

«von: [redacted]xi
11/10/2012 22:31
hallo
… bin sehr nahe an der grenze zu deutschland
wäre es möglich noch ein bild von dir zu sehen?»

Nach Zusendung des Selektionskriteriums kam es zu keiner grenzüberschreitenden Befruchtung, sondern der üblichen Absage durch Nichtantwort. ;-)

«von: [redacted]ma
21/10/2012 10:28
Hallo Erzeuger,

ich bin mit LH Test am Messen, bloss habe ich den Verdacht das die Dinger spinnen, da ein Eisprung vorhanden ist und er nicht anschlägt, der Test. Als bei mir wäre es am 02.11. wieder so weit. Möchte aber gerne vorher befruchtet werden.

Habe zwar keinen HIV Test, bin aber aktive Blutspenderin.

Hoffe das genügt dir und ich werde Schwanger, kann aber dauern. Bin ja nicht mehr die jüngste.

Bis dann

25/10/2012 18:02
Der Termin ist nächste Woche am 02.11.

Möchte es ja genre bei mir zuhause machen, wweis ich aber noch nicht. Können wir uns über Mail weiter unterhalten. Wenn ja hier ist meine EMail Adresse: [redacted]»

Hier war der Kontakt schon weit fortgeschritten. Ich weiß gar nicht mehr, was dann dazwischenkam. Aufgrund der 500-Nachrichten-Grenze ist der Rest im Datennirwana verblichen. Irgendwann brach der Kontakt vor Taten ab. Rechtschreibsichere Leser dürfen gerne die unterschiedlichen sozialen Anforderungen an Männer und Frauen bei der Fortpflanzung ihrer Fehlerrate entnehmen. Außerdem sind es typisch kraß Frauen, die über Fortpflanzung oder Nichtfortpflanzung von Männern entscheiden, nicht aber umgekehrt. Der utopische liberale Traum bricht angesichts realer Ungleichheit in sich zusammen, wobei nicht Frauen, sondern Männer die Diskriminierten in einer lächerlichen Lage sind.

«von I[redacted]
05/11/2012 20:15
Hallo [redacted],

vielen Dank für Deine Nachricht!

Ich muss gestehen ... Sie hat mich sehr neugierig gemacht.

Ich bin sehr neu auf dieser Seite und habe auch noch keinerlei Erfahrungen mit diesem Thema gesammelt, daher weiß ich nicht, wie sehr

Du über diese Frage jetzt schmunzeln wirst müssen :-) aber was hältst Du von der Idee, Dich mal mit mir auf einen – für beide Seiten – unverbindlichen Kaffee zu treffen? Oder mir ein Foto zu schicken?

Viele Grüße»

Die gute Idee hat sie wohl mit einem anderen verwirklicht. Unerfahrenheit scheint die Bereitschaft zu fördern, mir zu schreiben, aber eben auch vielen anderen. Später werden sie im Überangebot vieler konkurrierender Männer dann abgebrüht, kalt oder professionell, und würden jemandem wie mir meist gar nicht mehr antworten. Denn in den Spielchen, die Frauen mit Männern anstellen, zählen weder Geist, noch dichterische Empfindung oder Ausdruckskraft. Hier setzen sich mir unerfindliche Moden und Selbstdarsteller durch.

«von Schnu[redacted]
05/01/2013 23:05
Hallo [redacted],
wir wünschen dir auch noch ein gesundes neues Jahr!
Danke für deine Nachricht. Dein Profil hat uns sehr Angesprochen wir würden dich gerne näher kennen lernen!»

Das liest sich nett; seltsam nur, daß Kontakte danach fast immer abgebrochen werden.

«[redacted]ara
09/01/2013 03:06
Hallo, es ist ziemlich früh, aber ich könnte nicht schlafen...und habe deine Nachricht gelesen, und bin sehr interessiert, wie du ausziehst. Wir würden uns freuen zu erfahren wo aus Niedersachsen du kommst...und ob du uns bitte ein oder zwei Bilder von dir an: [redacted]@[redacted] schicken könntest...wir behandeln alles vertraulich...ehrlich...»

Das schien ein nettes Ehepaar zu sein, von dem ich aber nie wieder gehört habe. Hier fehlten wirklich nur Kinder der netten Frau und ihrem Gatten.

«wunschma[redacted]

07/01/2013 20:08
DAnke für dein Angebot,
ich habe bereits jemanden gefunden...und jetzt hoffe ich, dass es auch bei uns beim ersten Mal klappt!!!»

Gratuliere dem Wettbewerber, der seine Gene der Nachwelt hinterlassen darf. Meine haben wenig Glück.

«[redacted]ine
28/04/2013 17:21
Hallo [redacted],
also wie gesagt, da ich mich noch nicht auskenne auf diesem Bereich würde ich mir erst mal gerne ein Bild von Dir machen.
Wenn Du möchtest kannst Du mir ja ein Foto ...»

Sie schickte mir einen netten Absagegruß.

«von: [redacted]rchi
31/07/2013 22:48
Werde mich die Tage noch mal melden. Sondiere gerade die Meldungen und bin im Umzug stress, da Schwiegereltern umziehen.»

„Ich melde mich bald" ist vom Kaliber „Ich ziehe ihn raus, bevor ich komme. Bestimmt!" An Merkwürdigkeiten der Unrechtschreibung muß man sich in dieser Wischwisch-SMS-Generation wohl gewöhnen. Diese Dame hat sich anders als die meisten nach einem solchen Versprechen tatsächlich nochmal gemeldet, allerdings erst anderthalb Monate später.

«Hallo agin
von: [redacted]rchi
17/09/2013 19:35
Hallo wollte mich noch einmal melden.
Hat ja leider doch etwas länger gedauert. …
Bin gerade viel mit mir beschäftigt, um mein Diabetes in den Griff zu bekommen. ...
Zudem noch einen schönen Urlaub in [redacted] verbracht. ...

Ich habe meinen Kinderwunsch somit nicht vergessen, sondern nur etwas, mal wieder könnte ich auch sagen verschoben. …

Herzlichen Dank für deine Geduld und noch einen schönen Abend.»

Dadurch haben wir eine dramaturgische Fortsetzung; der Abbruch des Kontakts erfolgte erst jetzt. Aus Sicht der Nichtfortpflanzung ist es allerdings gleichgültig, ob gar keine Antwort oder eine Absage kurz vor der entscheidenden Weitergabe des Lebens erfolgt.

«von: [redacted]mami
21/01/2014 23:43
Hi [redacted]...danke für dene netten worte....werde dich unter meine favoriten speichern und bei gegebenheit meld ich mich....muss erst einige tests machen und vor dem sommer möchte ich nicht beginnen ;-) danke und liebe grüsse
erfüllt :-)

von: [redacted]mami
27/01/2014 18:58
hi [redacted] wenn du lust und zeit hast kannst du mir ja auch in der zwischenzeit einigen fotod schicken.»

Dem Fotod folgte der Tod des virtuellen Kontakts: Keine Antwort, anderen Mann selektiert.

«von: [redacted]la[redacted]
07/11/2013 22:23
Hey [redacted]
dann profil finde ich sehr sympathisch. war in den letzten monaten sehr beschäftigt, so dass ich meinen kinderwunsch hintenangestellt habe.

Ich bin einigermaßen hübsch, mit arbeit, ordentlich und lieb. Ich habe schon einen kleinen sohn, der sich dringend geschwister wünscht. Ich schicke Dir auch gern noch ein Bilder – über welche von dir würde ich mich auch freuen»

So schlimm kann mein Profil damals nicht gewesen sein. Doch sie spielte mit ihrer hellhaarigen Schönheit in einer anderen Liga. Gegen Männer, die sich um solche Frauen bemühen, die auch noch aus einem Profilbild strahlte, komme ich nicht an. Viele Frauen stellen Symbole ein statt eigenem Bild; selbst dann ist der Nachfrageüberhang sogar hier groß. Bei einem zu schönen Bild sollte der Realist sagen: Zu schön um wahr zu werden: du verschwendest deine Zeit. Es werden dich immer andere ausstechen, und wenn es auf den letzten Metern wäre. Das ist bei dieser verrückten und unwürdigen Zeugerei gar nicht so anders als im richtigen Leben.

«von: [redacted]ka3[redacted]
08/02/2014 20:53
Hallo [redacted],
vielen Dank für deine Nachricht.
Gerne nehme ich dein Angebot an. Ich habe in Kürze noch einmal einen Termin bei meiner Frauenärztin um quasi alles auf Empfängnis vorzubereiten. Ich würde mich dann gern wieder bei dir melden. ...
Liebe Grüße»

Die Annahme eines Angebots ist als Floskel zu deuten. Der Kontakt wurde wie üblich ihrerseits abgebrochen.

«von: [redacted]ra
15/02/2014 20:41
Schönen guten Abend :) danke für die mehr als sympathische Mail! Ich bin noch auf der suche nach einen Spender und wäre mehr als glücklich wenn ich deine Hilfe bekommen würde! Lg Ja[redacted]

von: [redacted]ra
23/02/2014 10:05
Ui Super ok vielen Dank!!!!»

So ein Zufall: die Frau habe ich nie gesehen. Weibliche Wahl, sexuelle Selektion. Verabredungen und Zusagen sind schnell kalter Kaffee, wenn der Frau ein Kandidat in die Finger gerät, der noch mehr ihren Selektionskriterien entspricht. Dann werden Vereinbarungen gebrochen und eben noch gelobte Kandidaten diskriminiert. Das läuft im echten Leben ähnlich ab wie auf dem inversen Zeugungsstrich, wo Möchtegernmütter zeugungsbereite Männer gratis freien.

«von: [redacted]na8[redacted]
Sent on 21/02/2014 21:00
das stimmt
wobei ich euch männer echt nicht verstehen kann wie man sich dann überhaupt hier anbieten kann...
mir wäre das zu gefährlich dann doch zur kasse gebeten zu werden»

Weibliche oder feministische Unlogik gehört dazu: Obwohl sie selbst einsah, daß es zu gefährlich ist, persönliche Daten zu hinterlassen, weil Gericht oder Staat dann mit großer Selbstverständlichkeit den Spender als biologischen Erzeuger zur Kasse bitten werden, verlangt sie eben das von erfolgreichen Kandidaten. Sie ignorierte meinen Einwand, daß sie mit ihrem Vorgehen Dummköpfe als Vater auswähle, weil kein gescheiter Mann ein solches Risiko einginge, nur eine naive Dumpfbacke, die gar nicht merkt, was für Folgen sein Handeln hat, sich auf ihre Vorstellungen einlassen könne.

«von: [redacted]na8[redacted]
21/02/2014 20:16
Danke dir für das angebot.
Aber ich denke ich wähle doch einen mann der nicht jegliche kontaktmöglichkeit ausschliesst.
trotzdem danke»

Vater ihrer Kinder wird somit ein Typ, der zu naiv ist, um zu merken, in welche Gefahr er sich begibt. Er wird ein großes Ego haben, sich sehr sicher fühlen, aber nicht den blassesten Anflug einer Ahnung der rechtlichen Lage. Da die Dummen mehr Kinder zeugen, verblöden wir jede Generation ein wenig mehr.

«von: ca[redacted]
06/03/2014 17:07

Hab mich wohl nochmal entschlossen...gruss»

Sie ist eine der tragischen Gestalten im Forum hier. Manche Frauen hegen über Jahre hinweg immer mal wieder Kinderwunsch, schrecken dann kurz vor dem verabredeten Termin, oder auch beim Termin zurück, verschieben ihren Wunsch, graben ihn später wieder aus, melden sich nochmal, vereinbaren wieder Termine, die aber immer irgendwie scheitern.

«Re: Re: Re: Re: Re: Re: Re: Re: Re: Re: Re: Re: Ich helfe Dir bis zum Erfolg
von: ca[redacted]
25/03/2014 14:48
ja ich bleib dran beobachte usw. und melde mich. ich hatt halt jetzt damit gerechnet...aber wie so oft im Leben...ich melde mich auf jeden Fall Lg»

Am Ende haben sie es nie versucht und keine Kinder. Eine Frau schrieb zuletzt, nun sei sie in dem Alter, wo es schwer werde, noch schwanger zu werden, doch auch dieser letzte Anlauf versackte.

«von: Drea[redacted]
07/03/2014 21:21
Hallo [redacted],
danke für deine Nachricht, war schon etwas verwundert, dass gleich mein Postfach klingelt. Bin ja seit eben erst angemeldet.
Da ich mich heute erst dazu entschlossen habe es über dieses Portal zu versuchen möchte ich mich erst ein mal hier umsehen.»

Hier haben wir gleich mehrere Gründe für einen raschen Kontaktabbruch: Sie war gerade neu angemeldet und ich hatte Glück, ihr als einer der ersten zu schreiben, weshalb sie mir eine Antwort gönnte. Sobald sie gewöhnt ist, daß es Angebote von Männern hagelt, wird das aufhören. Dann gehöre ich nicht zu denen, die weibliche Wahl wählt, wenn Massen zur Auswahl stehen. Außerdem hatte sie ein schönes Profilbild: ein hellhaariges, unverdorben wirkendes Mädel, ein Gesicht, das Männer scharenweise anlockt wie ein Honigtopf einen Bienenschwarm.

«von: [redacted]ella[redacted]4
Sent on 05/06/2014 05:51
dann lass uns morgen in [redacted] treffen. am Bahnhof.

Sent on 06/06/2014 09:25 ...
Wir müßten das nochmal um einen Zyklus verschieben. Ich bin total erkältet.»

Die zweite Nachricht erhielt ich erst, als ich schon mit dem Zug angereist war. Danach versandete die Sache.

«von: [redacted]ella[redacted]4
19/08/2014 20:54
Habe leider den letzten Zyklus auch ausgelassen, da ich so viel gearbeitet habe.»

«von: [redacted]ella[redacted]4
01/10/2014 08:21 ...
Hatte beim joggen einen kleinen Unfall ... nichts großes, aber daher kann ich diesen Zyklus noch nicht schwanger werden. Wird dann ende Oktober- Anfang November!»

Nach von Zyklus zu Zyklus wechselnden Absagegründen brach der Kontakt ab. Wenn sie etwas versucht haben sollte, dann mit einem anderen Mann.

«von: Em[redacted]
03/05/2014 22:34
Hallo, wir suchen dringend für heute Abend jemanden der uns hilft.»

Genial war der Kontaktwunsch obiger (auch noch Männern abholder) Dame, die um 22:34 jemanden für den gleichen Abend aus einer fernen Stadt herkommen lassen möchte.

«von: Ni[redacted]

01/05/2014 15:49
Hallo [redacted] :)
Danke für deine rasche Rückmeldung und dein verlockendes Angebot.
Bist leider nicht das wonach ich suche.»

Diese Erwiderung sagt viel über unsere Welt: Dein Angebot mag verlockend sein, ist aber dennoch nicht, wonach die Frau sucht. Weibliche Wahl ist unerfindlich. Verlockende Männer haben noch lange nicht das Fortpflanzungsroulette gewonnen.

«von: [redacted]Sabbel[redacted]
11/09/2014 11:39
Hallo, ich bin von 18 bis 21 diesen monat fruchtbar ! ich wurde sagen dann am es auf ein samstag macht und wo gute frage !»

Diese nicht gerade für klare Sprache berühmte Dame hat dann wohl einem besser passenden Mann vergleichbar niedriger Sprachkompetenz den Vorzug gegeben. Dumm fi[redacted] gut, drum werden wir von Generation zu Generation dümmer. Nur in einer Kultur pflanzen sich die Klugen besser fort, wächst somit langfristig die Intelligenz.

«von: [redacted]ny4[redacted]
10/10/2014 09:10
Ich würde vor freude weinen wenns ich bald mutter werden könnte!!»

Die Freude hat sie sich von einem anderen Mann bereiten oder entgehen lassen.

«von: [redacted]ica8[redacted]
04/04/2017 09:26
Guten Morgen lieber [redacted] :-)
das hört sich alles sehr gut an, und würde mich freuen wenn das mit uns eventuell passt und klappt.
Ich bin etwas aufgeregt, da ich sowas noch nicht gemacht habe.»

Dies war wieder der Typus Neuling; sie freut sich noch über Zuschriften. Bald wird sie darüber stöhnen und lästern. Es hörte sich wohl zu gut an um wahr zu werden. Am Ende des Spiels stehen Männer, die aus der Ferne angereist bestellt und nicht abgeholt sinnlos dastehen.

«From: Hex[redacted]
Subject: Re: Aw: Wieder bestellt und nicht abgeholt?
Date: Sat, 19 Feb 2005 14:04:04 EST
> hallo ich hab es dir doch geschrieben.
> um 706 uhr oder..
> nein versprochen diesmal klappt es.»

Diese Nummer ist so typisch wie der Witz „Ich ziehe ihn raus bevor ich komme, versprochen!"

«From: [redacted]blume[redacted]
Date: Mon, 6 Oct 2003 17:29:18 EDT
> hi [redacted],
> können wir gerne machen. sag mir, wann du könntest. dann sehen wir weiter, ok?»

Ich konnte fast jederzeit, doch was wir weiter sahen, war erst keine Antwort und später Vertröstung.

«From: [redacted]blume[redacted]
Subject: Re: Ein fruchtbares neues Jahr
Date: Sat, 3 Jan 2004 07:59:43 EST
> hallo [redacted],
> danke schön, ich wünsche dir auch ein gutes neues jahr.
> ich melde mich bei dir, ok?
> lg»

«An: [redacted]blume[redacted]
...
Du weißt, was Dir am besten tut.
Was immer wird, es werde gut.

Ich wünsche Dir das beste,
beständig sei's und feste.

Auf mich kannst du zählen,
an mir soll es nicht fehlen,
willst du's versuchen wählen?

Bis zum Erfolg helf ich Dir gern.
Hab Du viel Glück. Sei es nicht fern.»

Ich danke den Damen für ihre Gratulation zum Sankt Nimmerleinstag.

«From: "[redacted]ama Doo do doo doo do do"
> Date: Sun, 31 Jul 2005 12:09:53 -0700 (PDT)
>> Got your email, sorry its taken this long to get back to you....
>> and that its short... I would love to get pregnant! Im in cali.»

Im leeren Schwätzen sind sich nicht wie Damen benehmende Frauen der USA anscheinend noch leichtfertiger als unsere.

«[redacted]honey[redacted] Jan 2, 2006 2:59 AM BST
:-o
Guten Tag!
Yours must be the best profile i've seen. i love the poem in english and what i understood in german»

Das könnte wie Honig munden, wenn es nicht eine Floskel wäre, der nichts reales folgt. So täuschen sich Frauen über die Möglichkeiten von Männern, auch wenn sie in mehreren Sprachen Reime verschicken:

«[redacted]honey[redacted] 2 Jan 2006 17:21:44 +0000 (GMT)
i love it! very good. u must get lots of female attention.»

Spürt ihr auch das Sprachvermögen der Koryphäe, die ihr Genie fortpflanzt und so zur Zukunft der Welt macht, indem sie sich von begabungsmäßig zu ihr passenden Männern befruchten läßt?

«From: [redacted]nie1[redacted]
Date: Mon, 14 Jun 2004 11:19:22 +0200
Subject: Re: wieviel?
kann mir auch mehrere vorstellen , wenn mir dein Körper gefällt, wie alt bist duz , und ganzw ichtig egal wievieel es waren
waren es m oder w ?
wieviel hast du denn schon gemacht ? waere beriet eiens zu empfengen
bin 24w gesund udn will eienen oder mehrrer ...ohne finanziell interessen, bind evot vernalgat»

Obige Heldin der deutschen Sprachkunst oder Richtigschreibung wollte entweder Mutter werden, um ihr Genie der Nachwelt zu erhalten, oder devote Gelüste befriedigen. Jedenfalls hat die unterwürfige Sprachkanone sich nicht mit mir fortgepflanzt.

«An: [redacted]ratte[redacted]
Hallo,
ich habe Dein Gesuch vernommen,
und möchte Dir zu Hilfe kommen. ;-)
...
Was Du suchst werd ich Dir geben,
bald regt sich in Dir neues Leben. ;-)
...
Ich werd Dir Dein Kindlein zeugen,
schreib mir, und Du kannst bald säugen. ;)»

Alle persönlichen Angaben sind aus Diskretionsgründen herausgenommen. Mehr auf die erotische Seite geht mein folgendes Gedicht in erlernter Fremdsprache: geht nicht darüber zur Gericht. :-P

«Hi, beautiful lady!
The fragrance of a rose is sweet.
When you approach in heat beware:
The petal leaves tenderly greet.
To fall into it's thorns don't dare.

Snow falling on grass.
Trees holding white hood enticed
like glass getting iced.»

Ob die bedichtete Rose befruchtet wurde, ist mir unbekannt – von mir jedenfalls nicht.

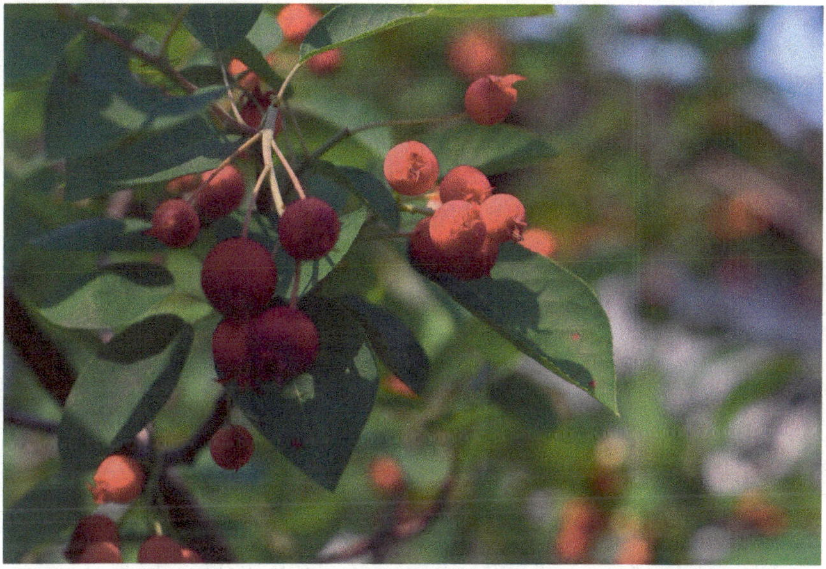

Pflanzen wissen, wann es an der Zeit ist, sich fortzupflanzen.

Burgfräulein von Namenlos

Die gereimte Gesprächsanbahnung des namhaften Ritters und frühere Botschaften des Burgfräuleins sind leider über die Jahre ins digitale Nirwana eingegangen; erträumt euch die verlorenen göttergeilen Gedichte in einer stillen Stunde.

Eines schönen Sommertages vertraute mir ein elektronischer Bote folgendes Schreiben einer ritterlichen Jungfrouwe an:

«Burgfräulein von Namenlos, 5. Juli 2007 um 18:21

Mein edler Rittersmann, zurück bin ich in meiner Burg und welch Glückseligkeit: Der Herold war schon hier und hinterließ die Botschaft mir von Dir.

Alleine Eure Wort zu lesen versetzt mich in erwartungsvolles Glühen. Die Brust voll Spannung, das süsse ziehn in Bauch und Schoss. Säfte die sich sammeln dort. Und wieder kann ich kaum erwarten, dass wahr wird was wir planen. Ich sehne mich nach Euren Armen, nach den Lippen die mein Haut berühren, die mich mit Schauer überziehen. Mir verlangts nach Eurer Leidenschaft, nach wilden Stößen eures harten Stabes tief in meinem Schoße.

Herr Ritter, noch immer sind wir fremd, ich kenne selbst nicht Euren Namen. Sagt mir, wie soll ich rufen Euch? Was mögt ihr trinken, essen, wie kann ich amüsieren Euch. Ein starker Drang in mir ists Euch den Aufenthalt auf Wilderburg zu süssen. Lasst mich durch Euren Herold wissen, wie kann ich laben Euch und auch erquicken.

Ich leg ich mich früh zum Schlafe. Die Reise ward beschwerlich heut. Doch weiss ich jetzt und hier, wohin die Finger wandern, wenn das duftig Laken umhüllt die volle Form. Die Schenkel werd ich spreizen sowie die Lippen meiner Scham. Noch muss ich warten, muss in Geduld mich üben, bis Ihr füllt mein Schoß und Leib.

Nun lauf Herr Herold, überbring die Botschaft und kehr zurück zu mir recht bald.»

«Namhafter Ritter, 5. Juli 2007 um 21:43
Meine edle Hofdame vom Turnier,
wie freut es mich, bin ich bei Dir.
In kaltem Wasser bad ich nun,
um frischzuhalten für unser Tun.
Wenn Deine Spannung mich erreicht,
ich durch das Tor einzieh in Deinen Armen,
nach wildem Ritt erlöst Erbarmen,
ein frischer Guß, der in Dir laicht.
Oh Wilderburg, bald werd ich jagen,
mich an Schoß und Lippen wagen.
Und sollt nach langem Ringen,
Schauern und Ziehn in Bauch,
nach Melodien, die wir stöhnend singen,
und nach Zärtlichkeiten auch,
ich in Deinen Armen schlummern:
Dann nütze noch im Schlaf
mein Schwert zu neuen Nummern.
Auch wenn Du träumst, werd ich dann brav
in Deinen innern Schoß eindringen,
denn auch so kann es gelingen.

Rufe mich, wenn's Schloß bereit,
dann ist der Ritter bald nicht weit.
:X ;)»

«Ritter MIT Namen
Burgfräulein von Namenlos, 6. Juli 2007 um 08:43
Nach einem traumlos, tiefen Schlaf geh ich nun dem Tagwerk nach.

Schon früh am Morgen fing ich damit an und nun – will ich mir Ruhe gönnen. Wenngleich auch nur ganz kurz. Doch in diesen wenigen Minuten, will ich in Gedanken mich mit Euch vergnügen. Doch Vorsicht ist geboten, will ich doch nicht in Not geraten mich zu erklären meines hitzgen Kopfes und dem lustvoll Schimmern in den Augen. Erst am späten Abend, allein in meiner Kammer, will ich erlauben die Fülle der Gedanken. Dann seh ich Euch in kaltem Bade bereiten Euch für mich. Will fühlen wie ihr mich mit Fluten heissen Samens tränkt. Nehmt mich – [redacted] – Ritter nun mit Namen. Nehmt mich wild mit Leidenschaft. Nehmt mich zärtlich und im Spiel nehmt mich auch im Schlaf.

Es ist soweit, das Tagwerk ruft erneut. Doch werd ich Ausschau halten nach Worten von Euch.

Eure [redacted]»

«AW: Ritter MIT Namen
Namhafter Ritter, Freitag, den 6. Juli 2007, 19:08:08 Uhr

Mein Herold nun erschallt:
Hoffentlich sehn wir uns bald.
Burgdame [redacted]a,
die Leidenschaft ist da.

Öffne dem Ritter, mir, die Pforten
damit ich gelang zu Orten,
die es zur Minne drängt,
in die mein Schwert sich zwängt.

Und wenn in Schlafes Traum mein Degen
sich tut nach oben regen,
so tu ihn tief hinein:
dort, wo die Flut soll sein.

Und diesen Monat heißt's sich testen,
so steht es mit der Sicherheit am besten.
Gesund, getestet woll'n wir fröhnen
dem minnezeitlichen Verwöhnen.

Ei ei ei, bald wird es spritzen
tief in Deines Leibes Ritzen.

:X ;)

Euer Ritter, edles Burgfräulein»

«hurtig hurtig......
Burgfräulein von Namenlos, 6. Juli 2007 um 19:22
......eilet eilet. Die Botschaft schnell zum Rittersmann.

Ich höre edler Ritter es ist Euch ernst mit dem Besuch bei mir. Lasst mich Euch mit selbem Ernst erwidern, bereit bin ich für Euch. Doch mehr will ich heut sagen, denn offen sind noch viele Fragen.

Wir trafen uns an einem Platze der für Frivoles ist bekannt. Immer wieder war ich dort an diesem Platze, denn in des Nächten Träumen verlangt mir nach Erfüllung meiner Lüste und noch mehr. Bedauerlich doch mehr als wahr, nur selten oder gar noch nie fand ich dort den Herrn, der mich bezaubern und verzaubern konnte, den Ritter den ich lies in meine Burg. Ich traf mich einst mit Einem witzig schien er, wortgewandt. Er sprach mich an, doch letztlich war ein anderer hinter diesen vielen Wort. Damit will Euch – dem edlen Ritter – sagen. Vom Platze wo wir uns getroffen, konnte letzlich bislang keiner hoffen, mich in der Burg zu necken und sein Schwert in meine Scheide stecken.

Ihr denkt gewiss nun – armes Fräulein. Allein und unerfüllt in ihrer Burg. Es ist die Wahrheit, dass allein ich in der Wilderburg. Doch seit der Zeit von mehr als 7 Jahren zwei wackre Recken daheim im Norden dieses Landes einer, der andre in der Stadt wo auch Theoderich sein Ruhestätte fand. Von Zeit zu Zeit – gar nicht so selten – sind sie zu Gast bei mir. Sowohl der Nordmann als auch der Recke aus dem Süden, wissen wohl mich zu beglücken.

Es fehlt mir dennoch etwas und das hoffe ich von Euch zu haben. Mir verlangt es sehr zu spüren, wie des Mannes warmer und lebendger Samen sich auf mein Weiblichstes ergiesst. Gefüllt wird bei den beiden Recken leider nicht mein Leib. Versteht mich richtig – es ist mir immer große Lust und Erfüllung die Liebesspiele mit den Beiden.

Last mich Euch sagen, die letzten 20 Jahre ward es mir nicht vergönnt das pure Schwert, den unbedeckten Stab, das blanke Glied in mir zu fühlen. Recht wars in dieser Zeit, gesund und frei von Unbill bin ich so geblieben. Doch jetzt ists Zeit für Neues, lasst es uns wagen.

[redacted], tapfrer Ritter. Die ganze Vorred ist getan, weil eine Antwort von Euch ist gebraucht. Noch nie hab ich getestet. Denn Sinn sah ich bislang für mich noch nicht darin. Ich seh ihn jetzt und gerne will ich mich dem unterziehen. Mit meinem Leibarzt werd ich sprechen doch für welche Gebrechen? Welche Dinge soll er testen? Bitte, lasst es mich wissen.

So bleibe ich für heut und jetzt.

Eure

A.

(jetzt beam ich mich mal schnell nach 2007. Aids test? Klar. Was noch? Ich habe gelinde gesagt keine Ahnung, wie das mit den Tests so läuft. Werden wir uns dann gegenseitig die Ergebnisse vorlegen? Strange.......!)»

«Aw: hurtig hurtig......

Namhafter Ritter, Freitag, den 6. Juli 2007, 21:53:06 Uhr

2007:

Seltsam ist's, aber wichtig in dieser Zeit. HIV muß getestet werden. Wenn der Test uns grünes Licht gibt, so können die gereimten und ungereimten Träume wahr werden ... so wie's im Profil stand.

Zeitlos:

Eifrig wird mit Dir der Ritter proben,
bis du wirst seinen Eifer loben.
Nicht ist vergeblich dieses ReckenTun,
Du brauchst nur locken, necken nun.

Unerfüllt wird er nicht lassen,
Du kannst ihn beim Worte fassen.
Schreiten wir fort bis zum Ziel,
wie es stand in dem Profil.

Lad mich ein zu Ritterspiele –

Du kannst mit mir machen viele.
Ein Turnier, in dem nur zwei –
Dame und Ritter sind dabei.
Wer auch immer dann gewinnt –
von Freude beide erfüllt sind.

Euer Ritter und Reiter»

«AW: Aw: hurtig hurtig......
Burgfräulein von Namenlos, 6 Jul 2007 21:35:40 +0000 (GMT)

so sind geklärt die wichtgen Fragen und Ihr und ich wolln weiter planen.

Gerade überlegt ich mir, wie Ihr Euch wünscht von mir empfangen werden. Ein Nest der Lust würd ich gern bauen, die Wilderburg wird Eros Heim. Auf Kissen unter Decken im Kerzenschein und Geigenklängen, möcht ich den Ritter *** fühlen. Es drängt mich Salz und Süsse Eurer Haut zu lecken, den Duft der Euch umgiebt entdecken, mit Lippen, warmen, zarten Händen die Männlichkeit des Ritters necken. Mich drängt es Eure Lippen auf den meinen wissen. Ein Tanz der Zungen vereint in einem Atem. Die Brüste sollt ihr mir liebkosen, die Kehl und Eurer lustvoll stöhnen in meinem Ohr.

Ich baue auf die wahren Worte, die Ihr mir gesendet habt. Ich baue drauf, dass ihr kein zartes Nymphchen hier erwart. Zart bin ich doch, es ist die Seele und die erwartet gegenseitigen Respekt. Ich bitte Dich um saubere Worte und Hengst und Stute bleiben wie die andren großen Tiere im Stall vor der Burg.

Ich wünscht, schon morgen würd ihr kommen. Doch lohnt es auch in Ruhe Vorbereitungen zu treffen und die Begegnung auszuformen.

So wart ich wieder auf den Herold der Eure Wort bringt. Es ist mir von Interesse zu hören welch Spiele ihr schon spieltet und wie Ihr Sie erlebtet. Doch fühlt euch frei in der Entscheidung ob Ihr dies hier mit mir teilt.

Eure
A.»

«Ja: hurtig hurtig......
Namhafter Ritter, 7. Juli 2007 um 03:59

Zarte Worte werd ich sagen,
die Freude in die Körper jagen.
Doch sag, ist es noch nicht zu spät,
damit's erfolgreich vor sich geht?

Innen zart und außen wild,
so sei es, mein Burgfräulein mild!

Doch statt dem Tanz der Zungen
habe ich mir ausbedungen
den Tanz in Deinem Schoß.
mit wechselgroßem Gernegroß.
;)
Zarte Seele, zeig mir an
wann genau ich kommen kann
und wann der Körper ist bereit,
Dein Geist ist, glaube ich, soweit.

Und wie willst Du's Gelingen
mir irgendwann besingen?

In der Burg darfst Du mich necken,
und Spiel gern aushecken.
Fändest Du es ziemlich nett,
kniete ich vor Deinem Bett?

Oder willst Du auf Dir fühlen,
was nicht gerade taugt zum kühlen?
Oder sitzt Du gerne bloß
auch einmal auf meinem Schoß?

Tiridi, tiridei
eilt der Vögel Klang herbei
in das Burggemach,

wo wir beide wach.

Euer Ritter von und zu anonym»

«AW: Ja: hurtig hurtig......
Burgfräulein von Namenlos, 7 Jul 2007 12:48:27 +0000 (GMT)

Spät ist es, Ihr sprecht hier recht. Doch nicht zu spät ists wie mir Wissende in dieser Sache sagen. Ich weiß, die Zeit ist reif in diesen Tagen. Mit einem Schicksal welches mir gewogen und der Kraft in Euren Lenden, wir alles sich zum Guten wenden.

Ich gab mir Zeit – ein Jahr will ichs probieren. Gelingts – vor Glück werd ich die Welt umarmen. Gelingt es nicht – so werd ich ganz gewiss nicht darben.

Mein lieber Ritter Anonymimus. Es ist ein steiles fordern. Es ist an Euch zu denken, ob ihr es schafft mir mehrere Begegnungen zu schenken. Wer weiss es heut, vielleicht stellt sich schon ein beim ersten mal die Freud.

Ich hoff, der Herold wird sich weiter hier verdingen und Euch verkünden vom Gelingen. Vielleicht wird er Euch aber auch die Botschaft bringen, dass ich Euch wieder brauch, die lustvoll Leidenschaft zu singen.

Ganz ruhig bin ich, obwohl so viele offne Fragen ansich nicht zu Ruhe tragen. Ganz ruhig bin ich, denn in meinem Innersten da fühle ich, Ihr seid ein kluger, wortgewandter Junker. Ich wünscht ich wüsste noch die Farb von Haar und Augen. Ich wollte sehn die Hände und auch den Po. Doch wieder kann ich sicher sagen, auch wenn dies alles nicht bekannt, so trau ich doch dass Euer Same und mein Ei erquicklich zueinander passen. Verschmelzen solln sie und ein neues Leben soll erwachsen.

Ich muss nun laufen, will ich das Tagwerk heut noch schaffen. Bleib mit gesonnen und gehabt Euch wohl.

Eure A.»

«Namhafter Ritter, 7. Juli 2007 um 15:48

Burgfräulein von edler Zier,
ruf mich ein Jahr lang zum Turnier.
Ich hoff, grünblaue Augen
werden für die Dame taugen.

Sing von Deiner Leidenschaft,
wenn Du mich brauchst bei Dir:
Dann eil zur Burg ich und bin hier
mit meiner Minne Kraft
bis Du genug vom Sinnensaft
und die Minnetat geschafft.

Wann bringt der Herold mir die Kunde,
wann's in Deinem Leibe zieht, die Stunde,
und auch an welchem Ort
ich find der Freuden Hort?

Lieber komm ich einen Tag zuvor,
als zu spät zu stehn am Burgentor.
Vielleicht kann ich nicht täglich schreiben,
doch werd bis dann Euer Ritter bleiben.

Euer Ritter vom Minnedienst ;)»

«müde
Burgfräulein von Namenlos, 8. Juli 2007 um 00:56
Du lieber Ritter mein. Zu müd bin ich des Nachts, Euch noch viele Wort zu schreiben.

Lasst mir jetzt nur schnell dem Herold ein Lächeln und ein Versprechen geben. Es ist für Euch und für die Nacht.

Am Tag des Herrn will ich Dir wieder Nachricht schicken. Will weiter Fragen und Euch damit auch noch mehr entdecken.

Zur nächtens Ruhe will ich mich nun begeben. Die Augen schwer es drängt mich sie zu schließen. Ich wünschte, schon in dieser Nacht würd ich Eur' Nähe wissen. Im Traum hol ich Euch dann in meine Kissen.

Lasst mich heut Nacht hinein in Euren Traum, grünblauäugiger Junker. Erwacht mit stolzem Degen. Bald send ich Euch die Botschaft dann, wann ich mit Euch rechnen kann.

Schlaft wohl, schlaft friedlich, schlaft mit süßem Traum.
Eure grüngrauäugige A.»

«Aw: müde
Namhafter Ritter, Sonntag, den 8. Juli 2007, 09:29:08 Uhr

Guten Morgen, holde Milde von der Burg,
ich wünsch Euch süße Täume
in Euren Burgenräumen
und hoff, ich komm drin vor.
So öffne dann das Tor
und laß den Herold tönen
wann wir uns soll'n verwöhnen.
Träum süß und laß mich wissen
wann der Herold wird die Flagge hissen.

In alten Schriften fand sich dies,
was Lesende einwies.
Für die meisten wird dies reichen,
wenn sie auf einen Tag vorher eichen:

[redacted]/eisprungkalender
[redacted]/eisprung/
[redacted]/Health_und_Ernaehrung/Schwangerschaft/Eisprungkalender/

Denn nimmt der Sprung crst seine Bahn –
nach einer halben Stunde wär's vertan.

Wenn regelmäßig, gilt dies gut.
Doch falls sehr wechselhaft das Blut:

«… Der Eisprung … findet ca. 36 Stunden nach der … statt. Dabei wird der Umstand genutzt, dass der Eisprung zeitlich sehr genau eingrenzbar ist, wenn man ...

Die medikamentöse Ovulationsauslösung kann auch ohne eine vorherige Stimulation der Eierstöcke durchgeführt werden (zum Beispiel zur Optimierung des Timings beim Geschlechtsverkehr).»

Genug der abgehob'nen Schriften.
Wir woll'n in zarte Träume driften.
Träum Du nun zu Minneliedern
von Ritters Spiel an Deinen Miedern.

Euer Ritter vom Minnedienst»

«Fleißiger Ritter
Burgfräulein von Namenlos, 8. Juli 2007 um 11:57
Spät bin ich heut erwacht, die Sonne stand schon steil am Himmel. Noch vor dem ersten morgendlichen Trank lies ich den Herold ein, die Neugier wars, die die mich dazu trieb. Herr Ritter, darf ich danken Euch, für Eure klugen Worte. Manches wusste ich manches war mir neu. Ich werde mich beraten, was Bestes davon für mich sei.

Seit ich zur Frau geworden bin kann ich Kalender stellen für meine roten Tage. Es ist manch Ungemach von außen, wenn sie mich an den falschen, zu frühen oder späten Tagen plagten. Nur selten trifft mich dieses Schicksal und ich möchte hoffen, dass die Ruhe die ich heute hab das Jahr der Planung hält. Dann kann die fruchtbarn Tage ich benennen und lern des Ritters Manneskraft mit großem Verlangen kennen.

So will ich heute Ihnen sagen. Der letzte Tag von diesem Monat, der 30. wirds sein läut dann die fruchtbarn Tage eures Burgenfräulens [redacted] ein. So werd am 1. und am 2. des nächsten Monats ich fruchtbar sein. Am 3. dann steigt die Spannung an, denn Tags dannach am 4. das Ei zum Sprung setzt an. Nun könnt ihr planen Eure Reise ich plane hier in selber Weise. Ich hoffe sehr, es ist euch möglich denn weit ist Euer Weg. Die Burg von mir in [redacted] steht. In einer Strasse lag, die der Burg den Namen gab. Wenn kommt die Zeit, dann werd ich Euch noch näh're Zeichen geben damit am rechten Ort wir dann die Lust erleben.

Ritter, Ritter ach Herr Ritter. Eins plagt mich noch ich will es sagen. Obs mir erlaubt muss ich erst fragen. So wags ich jetzt und schick die Bitte, mindest die eine Woch vor unsrem Ritte enthaltsam sein und nicht beglücken eine Dritte. Die volle Manneskraft wünsch ich mir von Euch und hoffe nun dass mein Verlangen nicht dreist.

Lasst mich noch sagen schnell mein Herr. Gefangen habt ihr mein Gedanken. Fortwährend spür ich zwischen meinen Schenkeln süßes ziehn und lustvolles Verlangen. Es dränget mich der Ritt von Euch ich will Euch in mir spüren. Ich wünsch mir sehr zu hören wie Ihr mit wildem Stöhnen oder Schrein das Sperma Eurer Lenden stosst in mich hinein. Mit diesem Wunsch schließ ich für jetzt die Botschaft.

Gehabt Euch wohl
Eure A.»

«Aw: Fleißiger Ritter
Namhafter Ritter, Freitag, den 13. Juli 2007, 19:59:21 Uhr
Der Ritter wünscht ein schönes Wochenende.

Einige Tage kam keine Kunde
vom Herold aus Deinem Munde.
Hat der Wind die Burg verweht?
Oder man ein Fest begeht?

Bald wird der Ritter reiten,
um in der Ferne Weiten
das Burgfräulein zu begleiten.
;)»

«AW: Aw: Fleißiger Ritter
Burgfräulein von Namenlos, 15 Jul 2007 19:29:28 +0000 (GMT)
Mein Ritter,

Die Tage sind geschäftig und wieder muss ich fort. In einer Woch komm ich zurück in meinen Hort.

Den Herold will ich schnell noch schicken mit Worten will ich Euch erquicken.

All das Tagwerk geht nur mühsam von der Hand, derweil will ich doch lieber ablegen mein Gewand. Verlangen hab ich Eure Männlichkeit zu spüren, will Eure Worte hören, die mich sanft und doch sehr klar verführen. Die Haut von Euch in Eros Dufte lebt mein Innerstes voll Wollust bebt.

Wie ich Euch schon wissen ließ ist es die Woche ungewiss, ob der Herold mich kann finden und Botschaften von Euch an mich und umgekehrt kann künden. Versucht es doch, mein treuer Ritter. Sind die Tage ohne Euren Herold doch so bitter. ;-)

So lasst mich jetzt und heut Euch sagen, ich will die Begegnung mit Euch wagen. Erwart ich Euch in Freude, wenn leider auch nicht heute.

Ich darf in grosser Aufrichtigkeit sagen, dass trotz des Tagwerks Mühsal klagen, die Gedanken sind bei Euch.

Eure
A.»

«Ja: Fleißiger Ritter
Namhafter Ritter, 19. Juli 2007 um 20:12

Burgfräulein, mein Ritter läßt euch sagen,
er kommt nach den geschäft'gen Tagen
zur Ritterburg zum Minnespiel,
an dem den beiden liegt sehr viel.

Die Haut von Euch in Eros Duften
liegt in der Nase schon, in Sommerluften.

Nach des Tagwerks langen Mühen
woll'n wir freudig dann erblühen.
So spricht des Ritters Herold,
vom Ritter, dem Ihr hold.

Euer Ritter der Minne»

«Zwischenruf......
Burgfräulein von Namenlos, 23. Juli 2007 um 20:07
........ganz Neuzeitlich.

Ich bin wieder zurück. Hundemüde aber auch glücklich über ein schönes Wochenende mit Freunden in Italien. Das war nach den letzten Wochen auch dringend nötig.

Morgen, mein Ritter......bin ich wieder ganz bei Euch.
A.»

«AW: Aw: AW: Aw: Zwischenruf......
Burgfräulein von Namenlos, 29. Juli 2007 15:08:52 +0000 (GMT)
Mein lieber namhafter Ritter,

ich sitze hier am Flughafen in Frankfurt mit einem Herzen das fröhlich hüpft und auch irgendwie traurig ist. Es hüpft fröhlich, weil ich bald noch einmal nach [Afrika] fliege und dort Frauen treffe, die mir ans Herz gewachsen sind. Traurig, weil ich mir eigentlich vorgenommen habe, dieses Jahr zu meinem zu machen. Mehr auf meine Bedürfnisse zu sehen. Vielleicht schwanger zu werden und meinem Leben eine neue Wendung zu geben.

Ich überlege mir nun schon die ganze Zeit, wie ich Dir – lieber Ritter [redacted] – ein bischen mehr erzählen kann, ohne meine Identität zu sehr Preis zu geben. Denn wir haben einen Weg beschritten, der die Anonymität braucht. Dennoch drängt es mich, Dir wenigstens ein bißchen Erklärung zu geben, warum wir uns in der kommenden Woche nun nicht treffen können.

Vielleicht soviel: Ich arbeite für eine Organisation, die sich in der Entwicklungspolitk engagiert und weltweit Projekte fördert und unterstützt. In den letzten Jahren habe ich vor allem in [redacted] Projekte besucht, über Anträge geprüft und Empfehlungen ausgesprochen und die Projekte bei der Umsetzung der Vorhaben begleitet. Eine Arbeit die mir unwahrscheinlich viel Spaß gemacht hat / Spaß macht und eine Arbeit, bei der ich viel gelernt habe.

Irgendwann war ich aber einem Punkt in meinem Leben, an dem ich gemerkt habe es braucht etwas anderes. Es braucht ein bißchen Augenmerk auf mich selbst. Ich habe festgestellt, dass ich viele persönliche Wünsche in den letzten Jahren einfach immer hinten an gestellt habe. Das war schon ok, aber die Zeit war einfach reif für Neues.

Vor einem Jahr habe ich mich dann aus der Auslandsarbeit so langsam zurück gezogen und die Projektbegleitung sukzessive an einen Kollegen übergeben. In dieser Zeit habe ich dann neue Aufgabenfelder im Inland übernommen und eben auch schon ein bißchen mehr auf meine Bedürfnisse gekuckt.

Natürlich kriege ich noch ganz viel von ‚meinen' Projekten mit, da ich mit meinem Kollegen ja im Austausch bin, so konnte ich die Arbeit im Ausland auch ‚loslassen'.

In den letzten Wochen hat mein Kollege nun Projektbesuche in [redacted] vorbereitet und eigentlich sollte er nun hier am Flughafen sitzen und auf den Flug warten. Er wartet aber nicht, sondern liegt im Krankenhaus und ärgert sich wahrscheinlich, dass ich jetzt fliege.

Vorgestern und gestern habe ich nichts anderes gemacht, als in Windeseile alles umzubuchen, mich selbst einzubuchen, noch schnell ein Visum zu kriegen, meine ganzen Impfungen zu prüfen und Stress mit meiner Ärztin zu bekommen.

Naja. Zumindest weiß ich, dass ich HIV negativ nach [redacted] fliege. ;-)

… So Gott will, werde ich nächsten Sonntag wieder zuhause sein.

Lieber Ritter [redacted], ich wünsche mir wirklich sehr, dass dann doch wieder eine Botschaft von Euch da sein wird. Es frustriert mich schon, wenn ich daran denke, dass durch diese Reise nun unsere Begegnung nicht stattfindet. Es frustriert mich aber auch, dass damit ja auch wieder ein Monat ins Land zieht, der nicht für ‚den Versuch' genutzt wird.

Es ist so wie es ist. Bleib bei mir, mein Ritter.
A.»

«Aaaa: Zwischenruf......
Namhafter Ritter, 2. August 2007 um 18:22
Mein liebes Burgfräulein von [redacted],
eine gute Zeit, wo immer Du sie verbringst. Du schreibst von dir genehmen Aufgaben. Schade ist natürlich, daß Du nicht wie zugesagt hier bist. Ich hoffe, Du spielst nicht mit mir. Das wäre schade. Wenn Zeit ist, schreib ich bald mehr, Du hoffentlich auch – gereimt oder ungereimt. Und etwas ernsthafter als letztes Mal. ;-)
Gruß vom Ritter»

«wieder da!
6. August 2007 um 19:56
Burgfräulein von Namenlos, Lieber Ritter [redacted],
genau deshalb habe ich Dir das letzte Email geschrieben. Ich habe von mir erzählt, preisgegeben, weil ich eben genau nicht wollte, dass Du denkst ich spiele mit Dir.

Ich habe gespielt, ja. Du warst der Ritter, ich das Burgfräulein. Es hat mir Spaß gemacht. Ob wir es fortsetzen? Ich weiß es nicht.

[redacted] – oder wie auch immer Dein Name ist – es ist mir ernst. Sehr ernst sogar. Ich weiß zwar nicht, ob es wirklich funktioniert. Soviel Unbekanntes, Fremdes irgendwie auch beängstigendes ist in dem Ganzen. Die andere Seite ist, dass ich es auch aufregend finde. Ich weiß, was ich will und was ich mir wünsche. Mein Gefühl von Dir sagt mir, dass es Dir auch ernst ist. Es ist kompliziert, weil ich denke, dass wir räumlich weit auseinander sind und wir auf super exakte Planung angewiesen sind. Verschiebt sich meine Periode nur um 2 Tage, schon ist es wieder anders. Ist alles ruhig in meinem Leben, passiert das selten, aber mein Leben ist nicht ruhig. Schon allein UNSER Plan bewegt mich. Oft bin ich ganz ruhig und vertraue, dass alles gut wird. Vertraue, dass wir uns sympatisch sind. Vertraue, dass wir uns respektvoll behandeln. Vertraue, dass sich meine Erwartungen erfüllen. Aber es gibt auch Tage der Zweifel. Was soll ich sagen.

Oh weh. Ein bißchen wirr bin ich wohl auch noch. Es steckt noch soviel Afrika in mir. Ich habe heute zwar schon ganz viel im Büro abgeladen, aber noch immer ist mein Gehirn voller Eindrücke, Gerüche, Wahrnehmungen, Stimmen und Bilder.

Schreibe mir, bitte. Lass mich wissen was Du denkst.

A.»

«AW: Aw: AW: Aw: wieder da!
Namhafter Ritter, 16. August 2007, 21:16:29 Uhr

Burgfräulein von [redacted]a,
es naht die Zeit, wenn ich bin da.
Verstummt sind Fragen, wach der Geist,
wenn es sich erkunden heißt.

Dein Lächeln dringt zu mir,
wär'n nur zärtliche Hände hier!
Du brauchst nicht mehr zu bangen,
bald streichel ich dir Wangen.

Denk an mich und schreib den Ort,
wo ich finde Deinen Hort.
Oder wir können auf halbem Wege
uns treffen in einem Gehege.

Bald schau mir in die Augen:
das wird besser als Bilder taugen.

Und gutes Gelingen
werde ich bringen.

Schreib am Wochenende mehr:
schnell kommt dann Antwort her.

Dein Minneritter»

«bald ists so weit
Burgfräulein von Namenlos, 18. August 2007 um 23:05
Lieber [redacted]

wenn alles so stimmt, wie die Ärztin nun berechnet hat, beginnen meine fruchtbaren Tag wieder am 02. September und der Eisprung sollte dann am Freitag, dem 07.09. sein. Vorausgesetzt, dass meine Periode tatsächlich um den 22.08. herum kommt. Meine Ärztin testet mich nun jeden 2. Tag und am Montag werde ich wieder bei ihr sein. Sie wird versuchen, ein bißchen nachzuhelfen, dass die Tage so passen.

Wir sollten jedenfalls diese Woche, bzw. die besonders fruchtbaren Tage dieser Woche nutzen. Passt das in deine Pläne?

Ich habe darüber nachgedacht, dass wir uns auf halbem Wege treffen. Es ist jedoch nicht so einfach, da ich nicht so recht weiss, wo der halbe Weg ist. Du weißt, dass ich in [redacted] zuhause bin und kannst wohl eher sagen, wo dazwischen wir uns treffen könnten. ...

Aber vielleicht hast du da ja auch noch eine schöne Idee.

Es wäre schön, wenn wir es einfach tun könnten. Ohne zu zählen, zu planen, ohne Strategie. Doch hat es auch etwas sehr Erregendes, genau dann dein Sperma zu empfangen, wenn mein Körper auch bereit ist. Ich wünsche mir sehr, dass ich Dich in höchster Lust empfangen kann und Du die auch verspürst in mir. Irgendwann, wenn ich ein Kind geboren habe, möchte ich zumindest wissen, dass – wenn es schon nicht in Liebe – so doch in großer Leidenschaft gezeugt wurde.

Ich kann an Dich garnicht mehr denken, ohne auch Erregung zu fühlen. Es ist irgendwie ‚strange' und doch weiss ich, dass ich es will.

Liebe Grüße
A.»

Zuweilen mag es Lücken im Briefwechsel geben – womöglich haben sich nicht alle Nachrichten erhalten.

«Aw: bald ists so weit
Namhafter Ritter, 23. August 2007, 20:37:53 Uhr
Liebe [redacted],

das ist sehr gute Nachricht. Es wird für Dich etwas ganz besonderes und sehr schön. Hab Vertrauen. Gut wird es werden – und auch gelingen. Nun schreib mir bald, wo wir uns treffen können. Bei Dir, auf halbem Wege? Wäre [redacted] gut oder [redacted]? In Träumen bin ich schon bei Dir, für zärtliche Umarmungen. Einfach so, ohne Anspannung, so wollen wir fühlen, sanft dahinziehen mit unseren Träumen, mein Burgfräulein. Ritterlich und mit Minnegedichten und Liedern. Doch vorher können wir gern den Termin listig setzen, damit das spannungslose Versinken besonders süß wird. Dann zu der Zeit wird es besonders süß, auch wenn das seltsam klingen mag. Die Natur weiß eben, was sie will. ;) Sie wird am süßesten sein, wenn sie genau das mit uns anstellt.

Nun töne, mein Herold, zu [redacted]a:
Bald bin ich zärtlich und leiblich da.
Meine Gedichte werden erklingen,
sanft in deine Ohren singen,
und was die Worte schon gesagt,
wird wirklich dann gewagt.

Bei Freunden, oder in einem Hotel,
wo es Dir recht ist, bin ich zur Stell.
Ja, es paßt gut in den Plan.
Nun Zeit und Ort, und bald getan.

Dein süß träumender Minneritter in bang-froher Erwartung.
Kuß»

«AW: Aw: bald ists so weit
Burgfräulein von Namenlos, 24. Aug 2007 20:01:42 +0000 (GMT)
Mein lieber Minneritter,

am Donnerstag hat mein Urlaub begonnen und ich bin froh und glücklich darüber. Ich habe das letzte Jahr so viel gearbeitet. War ständig unterwegs, bin übervoll mit Eindrücken aber mein Aufnahmespeicher ist schon längst an seiner Grenze.

Ich habe mich kurzfristig entschlossen das Angebot meiner italienischen Freunde anzunehmen und bei Ihnen mich zu erholen und zur Ruhe zu kommen. Morgen fliege ich nach Rom und ich bin voller Freude darüber. Ich komme nächsten Sonntag (am 02.09.) zurück. Ich habe dann noch weitere Urlaubstage eingeplant damit wir uns treffen können.

Mit dem ersten Urlaubstag am Donnerstag, also fast pünktlich hat auch meine Periode eingesetzt. Es bleibt damit bei den fruchtbaren Tagen, die wir ja schon besprochen haben.

Ich habe mich gewundert über die räumliche Mitte, die Du in Deinem letzten Mail genannt hast. M[redacted] oder M[redacted]. Aber es soll so sein.

Wir sollten uns auch dort treffen und wenn Du nichts dagegen hast, so würde ich gerne H[redacted] als Ort vorschlagen. Es ist eine Stadt, die ich schon immer mal besuchen wollte und ich denke, sie ist freundlicher als [redacted] (ohne [redacted] selbst zu kennen).

Ich werde mich im [redacted]hotel einbuchen und zwar vom 06.-08.September. Eine entsprechende Zimmeranfrage habe ich bereits an das Hotel geschickt. Ich habe Dir den link zum Hotel eingefügt, so dass Du Dich dort ebenfalls einbuchen kannst. Wir sollten vielleicht 2 Zimmer buchen, obwohl ich selbst vorsorglich auch ein Doppelzimmer angefragt habe.

Gerade habe ich eine Bestätigung vom Hotel erhalten und bin nun dort eingebucht. Ich hoffe sehr, dass Du die kleine Abweichung von [redacted] akzeptieren kannst und wir uns in [redacted] treffen können.

Am Sonntag, wenn ich wieder von Rom zurück bin, werde ich Dir meine Handynummer schicken. Du musst mich nicht vorher anrufen, wenn Du das nicht möchtest, aber es ist vielleicht hilfreich den genauen Treffpunkt zu vereinbaren.

Wenn ich an Dich denke klopft mein Herz laut und schnell. Dein letztes Email war so zärtlich und ich spüre Dein Werben um mein Vertrauen. Ich vertraue Dir – sonst würde ich das ganze Unternehmen sein lassen – und doch ist große Spannung in mir.

Aber ich hoffe, dass Du es vermagst mich zu beruhigen. Ich möchte mich Deinen Zärtlichkeiten, Deinen Liebkosungen hingeben. Ich möchte mich fallen lassen können im Vertrauen, dass wir uns in gegenseitigem Verlangen vereinigen können. Es soll kein steriler Akt sein nur dem Zweck geheiligt. Ich möchte empfangen in Lust. In Deiner und meiner Lust.

Ich sehne mich nach diesen Tagen mit Dir. Sie beschäftigen mich jetzt schon so lange und es ist die Zeit er Erfüllung gekommen. In Gedanken wirst Du mit mir sein. Ich werde sicher auch in Rom meine Emails abrufen. Bitte antworte mir doch schnell, ob die Planungen für Dich ok sind. Denn noch kann ich das Hotel auch wieder stornieren, falls Du einen besseren Vorschlag hast.

Wieder möchte ich nun Dein Gesicht berühren. Mit zarter Hand und noch zärtlicheren Lippen.

Deine A.»

«Ja: bald ists so weit
Namhafter Ritter, 27. August 2007, 18:14Uhr
Liebe Burgfrau von [redacted],

für den Urlaub viele Sonne,
für unser Treffen viele Wonne.

Leg auf 4. bis 6. Deine Buchung,
dann kom' ich gern zur zärtlichen Versuchung.
Dann woll'n wir zärzlich streichen,
die Sinne zu erweichen.

Ich freu mich sehr auf diese Zeit,
auf mach die Sinne weit.
Ich hoffe, daß Du nicht vergißt,
daß auch das Testen wichtig ist.

Bitte Terminbestätigung und Tel.nr.

;) Schönen Urlaub, Dein Ritter [redacted]»

«AW: Ja: bald ists so weit
Burgfräulein von Namenlos, 3 Sept. 2007 07:45:53 +0000 (GMT)
Lieber Ritter von der Minne,

ich bin nun wieder zuhause. Es war eine schöne und für mich wirklich erholsame Reise. Ich bin froh, dass ich mich von meinen Freunden so überreden lies. Wir haben kaum Zeit in der Stadt verbracht, sondern in einem kleinen Dorf in den römischen Bergen. Das war wunderschön. Ein kleines Bauernhaus mit Obstbäumen drumherum, einer riesigen Wiese, kühlen Räumen. Kein Fernsehen, kein Internet, keine Nachrichten. Ein bischen Musik und das wars.

Aber wie Du weisst, war ich mal im Internet. Ich hatte Dir ja auf Deine Email geantwortet und Dir meine Telefonnummer geschickt. Ich weiss nicht, ob Du versucht hast mich anzurufen. Ich habe festgestellt, dass der Empfang dort, wo ich war nur an einer Stelle ausreichte zum telefonieren. Ein sehr ‚unbequemer und unfreundlicher' Platz. lächel

Mein Hotelzimmer konnte ich nicht umbuchen. Es war vom 04.-06.09. nichts frei. Leider konnte ich bislang auch noch nichts neues Suchen. Ich werde nachher noch einmal im Internet ein bischen schauen.

Ich denke, wir würden uns nun auch leichter tun, wenn wir tatsächlich miteinander telefonieren könnten. Vielleicht kannst Du ja mal zum Telefonhörer greifen, dann lässt sich weiteres direkt klären und besprechen.

Ich hoffe, Du bist immer noch bei mir und unserem Treffen steht nichts entgegen.
Liebe Grüße
A.»

«noch einmal ich
Burgfräulein von Namenlos, 3. September 2007 um 11:29

Ich wollte Dir nur sagen: Telefonisch kannst Du mich ab jetzt jederzeit erreichen. Ich bin zuhause und deshalb natürlich auch nicht auf die Einschränkung in der Nacht angewiesen.

[redacted] oder [redacted]

Bitte setze Dich kurz mit mir in Verbindung, auch wenn Du Dich vielleicht ganz umentschieden hast. Nachdem ich mich ziemlich schwer tue, ab morgen ein Hotelzimmer in [redacted] zu finden, würde ich Dir auch gerne einen anderen Vorschlag machen, den wir aber am Telefon besprechen sollten.

Ganz liebe Grüße A.»

«Aw: AW: Ja: bald ists so weit
Namhafter Ritter, 3. September 2007, 18:00 Uhr
Liebe [redacted] vom Minnesang,
mich freut Deines Briefes Klang.
Schön war Deine Reise,
schön wird's auf neue Weise.

Mein neuer Vorschlag: Wenn's in [redacted] erst so spät geht, dann vielleicht in einer Großstadt wie [redacted]. Wie ich glaube, wäre Mittwoch ein guter Tag, zwinker.

Liebe Grüße aus dem Minnereich»

«Subject: AW: Aw: AW: Ja: bald ists so weit
Burgfräulein von Namenlos, 3 Sept. 2007 18:46:15 +0000 (GMT)
Mein lieber Ritter von der Minne,

ich bin erleichtert von Dir zu hören. Mein Herz war schon ganz bange, dass Du es Dir anders überlegt hast.

Es ist schade, daß [redacted] am Donnerstag nicht geht. Ich bin halt irgendwie doch eine Romatikerin, die dich gerne an einem besonderen Ort getroffen und empfangen hätte. lächel

Den Termin bei meiner Ärztin habe ich heute auf ganz früh morgens verschoben. Das war das früheste was sie zu bieten hatte. Danach bin ich frei und kann sowohl nach F[redacted] als auch an andere Orte kommen. Hast Du denn einen Vorschlag, wo wir uns in F[redacted] treffen können? Ich habe in F[redacted] keinen Plan und kenne die Stadt auch kaum.

Ich kann zwar auch noch mal im Internet ein bischen stöbern, aber vielleicht weisst Du ja einen schönen Platz für uns. Lass es mich wissen, dann werde ich dorthin kommen. Vielleicht schreibst Du mir auch, wann Du dort sein wirst, dann plane ich es entsprechend.

… Genauere Absprachen würde es aber wohl doch erleichtern. Trau Dich doch. Es wäre schön.

Liebe und nun wieder sehr aufgeregte Grüße
A.
PS: Mein Hotel in [redacted] habe ich noch nicht storniert........ :-)»

Selbstverständlich gibt es aus Anstand und Diskretion keinerlei Aufzeichnung von Anrufen; die Spur der Stimmen hat sich verwischt und aufgelöst.

Weil Briefe nur im Posteingang unbegrenzt gespeichert wurden, ausgehende aber nach Ablauf einer Frist gelöscht, fehlen meine Antworten, sofern sie nicht in Nachrichten an mich zitiert erhalten blieben. Hinzu kommt, daß mein erster Emailanbieter seine Dienste einstellte, so daß ich nur einen Teil durch Weiterleiten an meine zweite Adresse retten konnte. Auch die Folgeadresse gab kostenlose und damit anonyme Email auf, weshalb ich ein zweites Mal wechseln mußte. Diesmal fand sich eine Möglichkeit, den gesamten Posteingang vom neuen Anbieter aus automatisch verlustfrei abzurufen, jedoch ging der Inhalt anderer Ordner wie ‚versendet' nochmals vollständig verloren.

«Hotels in [redacted] und Entscheidungen
Burgfräulein von Namenlos, 4. September 2007 um 23:02
Mein lieber Ritter von der Minne,

nachdem ich nun die Hotels in [redacted] im Internet durchsucht habe, bin ich reichlich frustriert. Es ist einfach nichts dabei, was mir wirklich gefällt bzw. wo ich Dich treffen mag. Es ist alles so furchtbar gewöhnlich, so einfallslos, so standardmäßig, so unfreundlich.

Vielleicht hältst Du mich nun ja für ein bißchen beschränkt. Dennoch möchte ich noch einmal ein paar Dinge erklären. Vielleicht habe ich das bisher nicht so gut rüber gebracht.

Was wir vorhaben ist eine Lebensentscheidung für mich. Ich möchte gerne schwanger werden und ich möchte gerne, dass Du mir dabei hilfst. Aber es ist ja nicht allein das schwanger werden und der Zeugungsakt an sich. Wenn es klappt, werde ich Mutter werden und das wird mein gesamtes Leben verändern. Ich habe mir das alles sehr gut überlegt und für mich entschieden, dass ich diesen Weg gehen will.

Mit Dir habe ich einen Mann gefunden, der bereit ist mir seinen Samen zu geben und zwar auf einem natürlichen Wege. Wir werden mit einander schlafen und uns dabei auch sehr nahe kommen. Ich schreibe das, weil gerade das auch eine Bedeutung für mich hat.

An dieser Stelle sollte ich Dir vielleicht sagen, dass ich mich auch schon in Bezug auf eine künstliche Befruchtung informiert habe und Freunde in Boston mir bereits Kontakte zu entsprechenden Einrichtungen in den USA besorgt habe. Das steht im Hintergrund.

Nun sollte ich Dir aber vielleicht auch noch ein wenig von mir erzählen und von meinen Grundhaltungen. Ich bin zutiefst davon überzeugt, dass ich Mutter werden kann, wenn es mein Schicksal ist. Ich möchte das aber eigentlich nicht in Form einer künstlichen Befruchtung und mit einem Samen den ich nur aus einer Spritze kenne. Verstehst Du? Deshalb bin ich auch unglaublich glücklich, dass ich Dich gefunden habe.

Ich möchte Mutter werden durch einen natürlichen, schönen, lustvollen Zeugungsakt. Ich möchte für DIESE Nacht (oder Nächte) eine Beziehung zu dem Menschen haben, der sich mit mir vereint. Dabei ist mir nicht wichtig eine Biografie von Dir zu kennen, oder näheres zu

Deiner Identität. Es ist mir wichtig, dass ich Dich in dieser Nacht spüren kann. Deine Stimme, deinen Atem, vielleicht dein Herzklopfen höre. Deine Haut fühle und rieche. Das ist alles, was ich von Dir behalten möchte. Von dem Mann, der mit seinem Samen Leben in meinen Körper bringt.

Irgendwann wird es – so es mein Schicksal ist – einen kleinen Menschen geben, der bei mir erwachsen wird. Irgendwann wird mich dieser Mensch vielleicht auch mal Fragen, woher er kommt und ich möchte ihm etwas sagen können. Ich möchte ihm dann sagen können, dass ich von Dir nichts weiss und dass das von vorn herein ganz klar so besprochen war. Ich möchte ihm aber auch sagen können wo wir ihn gezeugt haben. Wie es dort war und wie ich Dich wahrgenommen habe. Ich möchte, dass das Kind das Gefühl bekommt, es ist bewusst, in voller Absicht, in Leidenschaft, Respekt und Nähe gezeugt worden. Ich bin zutiefst davon überzeugt, dass dieser kleine Mensch, der durch uns entsteht auch das Recht hat dies zu wissen.

Über Deine Motive – warum Du das machst – möchte ich gar nichts wissen, auch wenn es mich durchaus interessieren würde. lächel

Aus diesem Grund ist es mir auch sehr wichtig, dass wir uns für diese Nacht / Nächte einen Rahmen schaffen, der zu dieser Lebensentscheidung passt. Ich will nicht in irgendeinem Hotel in irgendeiner Stadt die Begegnung mit Dir.

Weisst Du – wenn es nur um Sex ginge, dann wäre mir das wirklich egal. Naja – auch dafür wäre mir ein schöner Rahmen wichtig, aber er hätte lange nicht die Bedeutung.

Auch wenn mir das nun schwer fällt zu schreiben, weil ich mir das Treffen mit Dir so wünsche, möchte ich dass wir auf den nächsten Eisprung warten. Ich bitte Dich, dass wir das ein wenig besser und mit einem gewissen zeitlichen Vorlauf planen. Ich möchte Zeit haben, einen Platz zu suchen, den ich mag. Ich habe überhaupt keine Problem damit Dir räumlich entgegen zu kommen und wenn wir uns frühzeitig entscheiden in welcher Stadt das sein wird, dann werde ich auch einen entsprechenden Platz dort finden.

[redacted] wäre so eine Stadt gewesen und auch das Hotel hat mir gefallen. Es klappte vom Termin nun nicht, aber mit einem entsprechendem Vorlauf sollte es zu planen sein.

Bitte, lieber Minneritter, denke nicht dass ich einen Rückzieher mache. Ganz im Gegenteil. Es fällt mir gerade unglaublich schwer unser Treffen um einen weiteren Monat zu verschieben, aber vielleicht kannst Du meine Entscheidung ja doch auch verstehen.

Im übrigen habe ich heute den zweiten HIV Test innerhalb von 4 Wochen abgeholt und ich denke, schon allein daran solltest Du sehen, dass es mir ernst ist. Sehr ernst sogar. lächel

.....und noch eine Bitte habe ich an Dich. Schreibe mir doch bitte noch morgen, wie Du über meine Entscheidung denkst. Wenn Du trotz allem das Gefühl hast, dass ich es nicht ernst meine, dann werde ich morgen Abend in [redacted] sein und sei es nur um Dir zu zeigen, dass ich echt bin und nicht spiele!

A.»

«Morgen, Donnerstag abend oder Freitag nachmittags oder nächsten Monat

Namhafter Ritter, 5. September 2007 um 17:50

Mein bezauberndes Burgfräulein [redacted],

schön war es, Deine lockende Stimme zu hören.
Deine Stimme kann verzücken;
möge es bald bestens glücken.

Morgen, Donnerstag abend ginge es auch, am Freitag aber nur nachmittags. Wenn Du was findest, kannst Du mir einen Termin + Ort (Hotel z.B.) schicken.

Nun freu ich mich, weil Du bist echt:
Nun wird's romantisch, beiden recht.

Antworte möglichst rasch. ;-)

Küßchen, Dein Minneritter»

«AW: Morgen, Donnerstag abend oder Freitag nachmittags oder nächsten Monat

Burgfräulein von Namenlos, 5 Sept. 2007 20:09:04 +0000 (GMT)

Mein lieber Minneritter,

es war so schön Deine Stimme zu hören. Sie wärmte mich und waren vorher noch irgendwelche Zweifel in mir, so sind sie nun verflogen. Aber ich bin auch froh, dass Du mich hören konntest und wenn ich Dein Email lese, dann war es auch gut für Dich. lächel

Ich habe nun Hotels in [redacted] durchstöbert und die Verfügbarkeit von Freitag auf Samstag geprüft. Es gibt natürlich viele Hotels in [redacted] und sicher lässt sich etwas finden.

Doch mein lieber Minneritter:

Ich habe nun nachgerechnet. Wenn alles so läuft, wie es laufen sollte, dann ist mein nächster Eisprung um den 8. Oktober herum. Der 8.10. ist ein Montag. Das heisst, die sehr fruchtbaren Tage sind am 06.und 07.10. (also Samstag und Sonntag). Vielleicht ist das Wochenende ja gut für das Vorhaben. Ich kann das sehr leicht in meinen Arbeitsplan integrieren.

Lass mich doch bitte wissen, wie es zu dieser Zeit bei Dir aussieht. Was den Ort anbelangt, so suche ich den Platz für uns. Schließlich bin ich es, die da auch soviel Wert darauf legt. Ich bitte Dich nur, mir dann eine Richtung zu geben, wo ich suchen soll/kann.

Im Hintergrund steht auch immer noch die Wilderburg.......lächel

Es fühlt sich gut an, dass es Dich gibt.

A. »

«Aw: Hotels in [redacted] und Entscheidungen

Namhafter Ritter, 5. September 2007, 18:52:54 Uhr

Liebe Minnefrau [redacted],

das kann ich sehr gut verstehen. Schade um die Verzögerung, aber schön und gut soll alles laufen. Es freut mich sehr, daß Du genauso wenig spielst wie ich. Sollte es diesmal nichts werden, so nächsten Monat umso besser. Deine Überlegungen sind umsichtig und gefallen mir. Auf die Schnelle fällt mir grad kein Gedicht ein; nächstes Mal mehr schöne Musen, wichtig beim Schmusen. ;)

Ich bin und bleibe dabei, bis es gut und romantisch gelungen ist.

Lieber Gruß Dein Minneritter»

«Einen weiten Weg......

Burgfräulein von Namenlos, 6. September 2007 um 21:29

.....hat Dein letztes Email wohl hinter sich. Jedenfalls ist es erst vor einer Stunde bei mir angekommen, obwohl Du es schon gestern losgeschickt hast. wow. Da ist ja unser Herold auf dem Pferd schneller.....lächel

Mein lieber Minneritter,

In der Stille und der Dunkelheit der letzten Nacht hielt Eure warme Stimme mich noch lange wach. Ich bin ganz ruhig und sicher nun, will lustvoll Dinge bald mit Euch tun. Es verlangt mich Eure Haut zu fühlen, Eure Lippen auf den meinen spüren. Vereinen will ich mich mit Euch zu zeugen neues Leben und hoffe, dass ich Euch in dieser Nacht Lust und Befriedigung kann geben.

Erneut ist es uns auferlegt zu warten, doch reift ein Ei erneut heran in meines Leibes Garten. In der ersten Woch im goldenen Oktober werden Du und ich uns sehen. Wir werden in der rechten Zeit zusammen durch die Nacht dann gehen.

Ohne Euch zu drängen und über Maß zu fordern, so bitt ich doch darum den Herold von Zeit zu Zeit zu ordern. Lasst uns versuchen diese Spannung zwischen uns zu halten ich fürchte Wochen ohne jedes Wort lässt uns erkalten. Auch dieser wunderschöne Minnesang von Euch wird eines Tages mich begleiten und meine Gedanken von Zeit zu Zeit zu Euch leiten.

Ich bitte Euch, zu rechter Zeit mir klar zu sagen, wo Ihr das Treffen mit mir wollet wagen. Ihr wisst, den rechten Ort will ich dann suchen und eine Herberg für uns buchen. Lasst Euch schon heute von mir sagen, dass ihr – wenn ihr es wollt – auch telefonieren könnt, ohne erst zu fragen.

Ich denke doch, dass das direkte Reden viel Klarheit bringt bezüglich Zeit und Ort des Begegnens.

So bleibt bei mir, wie ich bei Euch.
Eure A.»

«Ritter [redacted]s Herold
Namhafter Ritter, 8. September 2007 um 19:18
Mein liebes Burgfräulein [redacted] von und zu Wilderburg,

wie oft wirst Du den Ritter brauchen,
um beim Erfolg aufzutauchen?
Besser planen wir fürs Minnespiel
mehr Besuche ein zum Ziel.

Ja, es gibt mich, fühl mich an,
nur wenig warten, aber dann!

Dein Ritter»

«Aw: Einen weiten Weg......
Namhafter Ritter, 14. September 2007, 23:10:21 Uhr
Kein Weg ist weit,
wenn der Geist bereit.
Hast Du Nachricht mir geschrieben?
Bis heut' ist Kunde ausgeblieben.
So ruf, mein Herold, Ihr ins Haus:
Anfang Oktober wird was draus.

[redacted], bist Du schon am buchen,
wo werd die Burgfrau ich bald suchen?

Lächel, Dein Minneritter»

«Subject: AW: Aw: Einen weiten Weg......

Burgfräulein von Namenlos, 15 Sept. 2007 22:33:31 +0000 (GMT)
Mein lieber Ritter von der Minne,

nur ganz kurz schreib ich Euch heute. Seit Donnerstag bin ich wieder im Büro und wie ich schon dachte, hat sich dort nach dem Urlaub einiges angesammelt. Das habe ich aber schon erwartet.

Im Augenblick versuche ich den 2. und den 4. Oktober frei zu schaufeln. Der 2. ist eigentlich nicht das Problem. Ich habe nur in der Früh noch einen Termin und kann dann weg. Der 4. Oktober entwickelt sich zum Problem. Mein Chef hat mich da für eine Konferenz eingeplant. Ich konnte ihn leider noch nicht sprechen und versuchen andere Lösungen mit ihm zu finden. Aber am Montag Morgen treffe ich ihn und werde versuchen, es in unserem Sinne zu regeln.

Das Hotel habe ich noch nicht gebucht, eben wegen der Terminfrage. Ich werde am Montag das Hotel in [redacted] anfragen. Ich hoffe, es passt Dir auch. Ich denke, dass [redacted] durchaus in der Schiene [redacted]-[redacted] liegt.

Ich melde mich am Montag wieder bei Dir und gebe Dir genauere Daten weiter. Eventuell wird es passieren, dass wir nur 1 Minnenacht genießen können. – Oder Du kommst doch in die Wilderburg, dann kriege ich beides unter den Hut - ;-)

Ich denke an Dich, mein lieber Minneritter. Immer mehr und immer öfter.

Ganz liebe Grüße
A.»

«Aw: Einen weiten Weg......
Namhafter Ritter, 17. September 2007, 19:40:56 Uhr
Meine liebe Minnedame,

schaufel frei Oktobertage:
es ist die Zeit, wo ich es wage.

Sicher am 2. , vielleicht am 3. in der Nacht,

träum und denke, zärtlich, sacht
werden wir zu Taten schreiten,
uns ein Sinnenmahl bereiten.

Gruß Ritter [redacted]»

«[redacted] im Oktober
Burgfräulein von Namenlos, 20. September 2007 um 11:41
Mein lieber Ritter von der Minne,

den ganzen Vormittag habe ich nun mit einer fruchtbaren und 2 völlig nutzlosen meetings herum gebracht. Ich bin manchmal richtig genervt, wieviel Zeit verloren geht durch Konferenzen, Besprechungen, meetings. Einen großen Teil könnte man sicher auch per Email regeln. Am meisten stört mich, dass ich soviele unerledigte Aufgaben auf dem Schreibtisch habe, die ich dann am Abend oder am Wochenende machen muss, bloß weil ich wertvolle Arbeitszeit in wertlosen Konferenzen verbracht habe.

'entschuldige, dass ich Dich volljammere, aber irgendwie brauchte ich jetzt wohl gerade einen Filter. lächel

Bevor ich mich nun nämlich an die Aufgaben hier auf dem Schreibtisch mache, lasse ich meine Gedanken ein bischen auf Reisen zu Dir und nach [redacted] gehen.

Ich freue mich darauf, Dir nun endlich zu begegnen. Endlich kann ich Dich sehen, riechen, hören und fühlen. Dich mit all meinen Sinnen wahr nehmen.

Wie ich Dir ja schon geschrieben habe, habe ich ein Zimmer gebucht im [redacted] Hotel in [redacted]. Ich habe am 02.10. am Morgen noch eine Besprechung hier im Haus mit meinem Chef. Das wird wohl so bis 10 Uhr gehen. Ich werde dann noch mal kurz zuhause vorbei gehen und mich dann auf den Weg machen. Wahrscheinlich bin ich so gegen 15 Uhr in [redacted].

Das Zimmer habe ich auf meinen Namen gebucht. Wenn Du in [redacted] angekommen bist, solltest Du mich über das Handy anrufen, dann sage ich Dir die Zimmernummer. Die weiss ich jetzt auch noch nicht.

Frühstück habe ich für uns beide noch nicht gebucht, da man in diesem Onlinereservierungsbogen die Uhrzeit angeben musste und da wollte ich mich nicht festlegen. Ich denke, das geht auch vor Ort noch zu buchen.

Mein lieber Minneritter, lass mich doch bitte wissen, wann Du in [redacted] sein wirst. Ich hoffe, es ist dir möglich auch schon am Nachmittag oder dem frühen Abend zu kommen. Ich glaube, ich möchte mit dir noch ein bißchen Vorlaufzeit haben, bevor wir miteinander schlafen.

Irgendwie ist es seltsam und so richtig frei fühle ich mich auch nicht bei der Vorstellung mit einem praktisch Fremden ein Kind zu zeugen.......und doch ist etwas um Dich herum, was mich hält an dieser Begegnung. (Sei ohne Sorge, ich mache keinen Rückzieher!)

Ich vertraue Dir einfach, dass Du .....lieb.....mit mir bist.

Deine A.»

«Aw: [redacted] im Oktober
Namhafter Ritter, 20. September 2007, 21:39:23 Uhr
Meine liebe [redacted] von der Minneburg,

nun schon bald in [redacted]erg,
geh'n die Minneleut zu Werk.
Mein Herold ruft: der Ritter naht,
den die Dame zu sich bat.

Und wenn noch war zu früh die Zeit,
bin ich auch Donnerstag bereit.
Nun träume gut und sei mir hold,
das singt zu Dir jetzt mein Herold.

Ritter [redacted] von der Minne»

«Ich hoffe, es war jetzt einfach nur ein Versehen......
Burgfräulein von Namenlos, 22. September 2007 um 14:22

Mein lieber Minneritter,

gerade habe ich Deine Email gelesen und muss sagen, dass ich nun doch ziemlich erschrocken bin. Du schreibst, Du bist am ‚Donnerstag' bereit. Ich hoffe sehr, dass Du eigentlich den Dienstag meintest, denn am Donnerstag bin ich nicht mehr in [redacted]. Ich werde am 2.10. (das ist der Dienstag) am Nachmittag nach [redacted] kommen und muss am 03.10. (also dem Mittwoch) wieder zurück. Bitte, bitte, bitte lieber Minneritter, sag, dass Du eigentlich den Dienstag meintest.

Bitte antworte mir möglichst schnell.

Liebe Grüße A.»

«keine Sorge: Dienstag geht klar ....
Namhafter Ritter, 22. September 2007 um 20:49
Liebe Minnefrouwe [redacted],

Dienstag ist besprochen. Es wäre aber sicher gut, noch einen zweiten Termin in der ersten Oktoberwoche zu finden. :-)

Mach Dir keine Sorgen,
träum schön bis in den Morgen.

Liebe Grüße vom Minneritter»

«keine Sorge: Dienstag geht klar ....
Burgfräulein von Namenlos, 23 Sept. 2007 20:05:37 +0000 (GMT)
puh.....ich hatte echt einen Schreck bekommen. ;-)
Ich freue mich auf Dich und wenn wir uns sehen, können wir vielleicht auch einen zweiten Tag noch planen.

Liebe Grüße A.»

«AW: keine Sorge: Dienstag geht klar ....
Burgfräulein von Namenlos, 27. September 2007, 19:07:01 Uhr

Es naht die Zeit, öffne die Türen,
es ist an Dir, mich zu verführen.
Meinst Du es ernst mit mir?
Dann komme ich zu Dir
in jedem Mond zum Minnetag,
bis der Erfolg beschieden lag.

Wie erreich ich Dich mobil?
Denn am Dienstag hilft das viel.
Wann ist nach Dienstag dann der beste Tag,
an dem ich gern was zweites wag?

Gruß und Kuß, [redacted] von der Minne ;-)»

«AW: AW: keine Sorge: Dienstag geht klar ....
Burgfräulein von Namenlos, 28 Sept. 2007 15:43:31 +0000 (GMT)
Mein lieber Ritter [redacted],

ich meine es ernst, wie schon lange nicht mehr! Sei diesbezüglich ohne Sorge.

Ich war in den letzten Tagen ein wenig schweigsam, weil ich beruflich ziemlich eingespannt war. Gestern Mittag hatte ich dann in der Hektik auch noch einen kleinen Unfall, der mich im Augenblick so ein bißchen lahm legt. Ich werde mich von diesem Unfall jedoch nicht daran hindern lassen, dass ich nach [redacted] fahre und dich dort treffe. Ich habe halt einen ziemlich ramponierten Fuß, aber ich hoffe, dass der Arzt noch ein bißchen zaubert und es am Dienstag nicht mehr ganz so schlimm aussieht. Naja – zumindest habe ich jetzt wieder eine ganz frische und ordentliche Tetanusimpfung hinter mir. ;-)

Aber – wie gesagt: Ich werde am Dienstag Nachmittag in [redacted] sein. Ich denke mal, dass ich so gegen 15 Uhr ankommen werde. Zumindest plane ich die Anreise so. Ich habe ein Zimmer gebucht im [redacted]. ... Wenn Du ankommst, solltest Du mich auf meinem Handy anrufen.

Sei bitte so lieb und gib mir eine Rückmeldung, wann Du in etwa in [redacted] ankommen wirst.

Lieber Ritter [redacted]. Gestern, als ich mir das Bein ruiniert habe, war mein erster Gedanke bei unserem Treffen in [redacted]. Ich war wirklich einen Moment verzweifelt, weil ich schon dachte, es klappt wieder nicht. Ich war beim Arzt und in der Nacht noch in der Hautklinik. Aber heute bin ich wieder ganz zuversichtlich, auch wenn ich das Bein schonen und hochlagern soll. Aus einem langen Spaziergang durch [redacted] wird es wohl am Dienstag nichts, aber das ist ja auch nicht das Ziel unseres Treffen. :-)

Ich denk an Dich und freue mich.
A.»

«Aw: AW: AW: Dienstag wird gut ....
Namhafter Ritter, 29. September 2007 um 01:12
Mein liebes Burgfräulein von Namenlos,

bald schaffen zärtlich wir die Frucht
für eine kleine Ritterzucht.

Sobald Du Zimmernummer und Durchwahl kennst, kannst Du mir diese per email schicken. Sonst rufe ich Deine Mobilnummer an.

Wann genau wird Dein Eisprung erwartet? Du kannst auch nach Mitteln fragen, ihn Mittwoch frühmorgens auszulösen, und danach, das Einnisten zu unterstützen. Glaub mir, dies wird unsre Begegnung ganz besonders machen und schön. Zum einen, weil die Natur spürt, was möglich ist, zum anderen, weil auch das Bewußtsein, was wir tun, es ganz besonders gestaltet.

Vielleicht kannst Du Dich, wenn Du magst, wegen Deines Fußes krankschreiben lassen oder ein wenig Zeit freimachen, damit ich am Donnerstag nachmittag noch ein paar hilfsbereite kleine schwimmende Diener für den fürstlichen Empfang Deines Eis beitragen kann.

Denk bitte an den Test und keine Risiken mit Fremden einzugehen, denn sicher möchte ich schon sein.

Wann ich genau komme, hängt von der Arbeit ab und auch davon, ob die Bahn streikt. Bis 8 Uhr hoffe ich spätestens da zu sein, und gern natürlich früher. Die Nacht haben wir für uns.

Hab Zuversicht, Du kannst auf meine Minnedienste und kleinen Helfer zählen, bis es klappt ... auf einen zärtlichen Winter ...

Ich freue mich und denke an Dich ... [redacted]»

«Warte voll Verlangen auf unser Unterfangen
Namhafter Ritter, 1. Oktober 2007 um 11:07
Meine liebe Minnefrau [redacted],

schon wart' ich voll bangen,
daß mein Sehnen und Verlangen
sich bald an Deines schmiegt
und zärtlich an Dir wiegt.

Morgen abend bin ich nah:
nicht kneifen, sei dann da.
Sehr zärtlich Dich umfassen,
von Dir auch drücken lasse.

Oh, süße Minneglut!
Sie wärmt schon heut mein Blut.
Aufgespart ist für Dich meine Kraft,
wartet wochenlang mein Minnesaft.

Gibst Du mir ein Zeichen?
Laß Dich bald erweichen.

In freudiger Erwartung auf Morgen, den Minnedienstag.

Gruß und Kuß,
Ritter [redacted]»

«jetzt ist's an mir zu warten......
Burgfräulein von Namenlos, 2. Oktober 2007 um 15:29
Mein lieber Ritter von der Minne,

in [redacted] bin ich nun angekommen und
die schöne Stube unterm Dach hab ich erklommen.
Die Nummer [redacted] ist's wo ich auf Dich warte,
heut setz ich mit Dir alles auf eine Karte.
Mit dem Aufzug kommst Du nur bis zum zweiten,
die Treppe hoch und der Ausblick wird die Augen weiten.

Voll Verlangen ist mein Herz und doch auch bange,
war all der Minnedienst auch aufrecht Gesange?
Ich hab noch Zeit jetzt wieder ruhig zu werden,
nehm ein Bad und und denk an meines Nachts Gefährten.

Ich erwarte Euch dann zur vollen Stund um 8.
gebt mir ein Zeichen, wenn es früher oder später wird, ganz sacht.
Ihr könnt mich unter dieser Nummer jederzeit erreichen: [redacted]
Ich werd der Stube [redacted] heut nimmer entweichen.

Eure A.»

«Es ist an der Zeit ...
Namhafter Ritter, 2. Oktober 2007 um 17:58
bist Du bereit?»

Beim Treffen nahm sie mir erst die Weste ab, schickte mich dann ins Bad, um mir die Hände zu waschen. Als ich zurückkehrte, war sie ganz verändert. Vielleicht hatte sie meinen Ausweis gesucht, doch ich hatte aus Diskretionsgründen keinen dabei. Sonst hätte es sehr teuer werden können. Plötzlich wollte sie nicht mehr, meinte, das kriege sie nicht hin, sie sei in Panik. Auf der Fensterbank hatte sie eine volle Flasche Schnaps, wohl in der Absicht, daß ich notfalls, wenn mir ihr Aussehen nicht gefalle, es mir schöntrinken oder Hemmungen überwinden könne. Den Vorschlag, es ihrerseits damit zu versuchen, lehnte sie ab. „Ich kenne mich. Da ist gar nichts zu machen." Aus dem Romantikzimmer rief sie Freundinnen an: „Alles gut ...", aber sie wollte nicht, was verabredet war, und schickte mich weg.

Ich erhielt keine Nachricht mehr von ihr.

Weitere Nichttaten

Der Ablauf gleicht sich immer wieder: Hunderte Male Schweigen. Dann eine Antwort. Von diesen ebenso zahlreiche Leerläufe. Danach vielleicht einmal echter Briefwechsel, der meist wie in obigem Kapitel endet.

Männer antworten auf Gesuche Frauen, umgekehrt sogar hier äußerst selten.[2] Im wirklichen Leben, wo Frauen nichts von Männern wollen, ist der umgekehrte Fall noch viel seltener, kann als beinahe nicht existent angesehen werden. In Kontaktbörsen für Alleinstehende haben Frauen fruchtbaren Alters es kaum nötig, selbst aktiv zu werden. Hier suchen sie nach Mutterschaft und Befruchtung, was die weibliche Bereitschaft erhöht, abweisende Selektionsspiele verringert: Gesiebt wird auch, doch nur wie es die Marktlage männlichen Überangebots hergibt. Geht es um Verpaarung, wartet eine Frau lieber, als einen Mann zu erwählen, der nicht genau ihrer Traumvorstellung entspricht. Hier drängt der Eisprung, purzeln kurzfristig die Selektionshürden, um nach dem Eisprung wieder in die Höhe zu schnellen. Wird für jetzt, hier und heute gesucht, besteht die Gefahr, die Zeit zu verpassen, weshalb auch ein Durchschnittsmann rangelassen wird, der bei längerer Planung bis zum nächsten Zyklus ausgesiebt würde. Im normalen Leben verhält es sich anders: Untersuchungen zeigten, daß Frauen an ihren fruchtbarsten Tagen gern Seitensprünge mit körperlich ‚virilen' Männern eingehen, wogegen es sonst auch ein fleißiger, fähiger ‚Betamann' sein darf. Ein dürres Genie wird im realen Leben zu allen Zykluszeiten abgelehnt, diskriminiert.

«Re: Kinder ...
von: Su[redacted]
Sent on 22/01/2018 17:17

---

2 Das bezieht sich auf heterosexuelle Frauen. Instinktiv betrifft Selektion alles, was mit Sex zu tun hat. Lesben, die Becherspende suchen, mögen anders reagieren, weil hier biologische Selektion nicht emotional ausgelöst wird. Sie mögen ebenfalls stark auswählen, aber eher nach formalen Kriterien oder Daten. Doch wer möchte so etwas Kindern antun?

Hallo,
Na das hört sich doch gut an. Ich würde aber natürlich gerne etwas mehr über dich wissen.»

Kurz danach brach sie den Kontakt ab.

«Re: Kinder ...
von: Ag[redacted]
Sent on 22/04/2018 11:11 ...
Erzhel mir was über dich
Alter grosse
Ich bin 37 Jahre jung gesund
Hab bereits 2 kinder aus voherigen bezihung
Leider meine 2 mann kann keine Kinder haben das ist aber unsere grosste wünsch»

Danach hatte sie es nicht mehr nötig, einem Nichtdenker und Nichtdichter wie mir zu antworten. Sie hat ihr sprachliches Genie mit einem anderen Spender fortgepflanzt und so der Nachwelt erhalten.

«Re: Kinderglück für dich
von: Baby[redacted]
Sent on 11/07/2017 00:52
Hallo.
Danke für deine Hilfe.
Du sagst du hilfst bis zum Erfolg, was mich persönlich schon einmal sehr freut und habe ein paar Fragen an Dich.
Wäre es möglich, für die Spende zu mir zu kommen? Ich wohne in/ um [redacted], ca. 5 Stunden von dir weg.
Ich würde das gerne hier bei mir machen und weiß das es viel ist, aber ich hätte gerne etwas vertrauten um mich herum.
Wäre es auch unter der Woche möglich, da ein Eisprung sich ja nicht nur auf das Wochenende reduziert.
Dein Profil und deine Anfrage, gefallen mir sehr, daher würde ich es sehr gerne mit dir probieren.»

Ich sagte ihr – wie anderen – fest zu, bei Bedarf hinzufahren.

«von: Baby[redacted]
Sent on 12/07/2017 21:48
Hi.
Für diesen nicht mehr.
Der Eisprung ist morgen, also am Donnerstag.
Aber laut Kalender müsste der nächste, am 11. August so sein...plus minus. Das wäre sogar ein Freitag.
Falls es da auch bei dir klappt, wäre das super.
Lg»

Zu der Zeit wollte ich anreisen, doch einen Termin für diesen Zyklus erhielt ich von ihr nicht mehr. Einen Eisprung zu verpassen ist bei wankelmütigen Frauen gefährlich, weil dann leicht die sexuelle Selektion zuschlägt, der nächste Anbieter für noch besser gehalten wird. Außerdem ist nach dem Eisprung viel Zeit, was die Selektionshürde hochschießen läßt, die im Termindruck gesenkt worden war.

«Re: Re: Re: abgemacht Re: Kinderglück für dich
von: Baby[redacted]
Sent on 15/07/2017 14:47
Hi. Wenn du dir Mittwoch bis Freitag frei halten würdest wäre es super.
Das wäre so schön wenn es klappt.
Lg»

Nach erneuter Zusage brach der Kontakt ab, ging nie wieder eine Antwort ein. Eisprung verpaßt, Hürde gestiegen, von Frau wegselektiert.

«Re: Wunschkind(er) für dich
von: Li[redacted]
Sent on 06/04/2017 15:40
Hallo!
Vielen Dank für Deine Nachricht und die damit verbundene angebotene Hilfe. Ich möchte ehrlich sein und dir sagen, dass ich mich eher nach jüngeren Männern die in der Nähe wohnen umschaue.»

Gibt es selten einmal Antwort, werden Einzelheiten bei den Männern geprüft, dann gesiebt. Wohlgemerkt sind es Frauen, die Männer sieben.

«Re: Weihnachtsgeschenk für dich: dein 3. Wunschkind
von: ne[redacted]
Sent on 29/12/2016 08:19
Lieber [redacted],
hab herzlichen Dank, deine mail klingt sehr nett. [redacted] ist weit & ich bin schon im Gespräch mit einem Mann, der nicht ganz so weit weg ist. Dennoch herzlichen Dank und einen lieben Gruß aus dem [redacted]-Gebiet. Schickst du mir ein Foto von dir»

Sie sagt mir bereits ab, aber ein Bild möchte sie trotzdem sammeln. Ob das früher mit dem Begriff ‚weibliche Logik' gemeint war, der heute verpönt ist, von Feministinnen aber ständig mit kraß absurden Aussagen bestätigt wird?

«Re: baldigen Kindersegen
von: So[redacted]
Sent on 11/09/2016 19:45
Hallo,
Danke für dein Angebot. Das liest sich wirklich alles sehr gut.»

Oft beginnt es mit Gefallen,

«Re: Re: Re: Re: Re: Aw: Re: baldigen Kindersegen
von: So[redacted]
Sent on 15/09/2016 13:31
Hallo,
ja per Mail. Hatte dir schon eine Mail deswegen geschickt.
Treffen sollten wir uns auf jeden Fall, um alles zu besprechen.»

dem Wunsch, zu gefallen, um ganz plötzlich schlagartig zu versanden.

«Entscheidung
von: So[redacted]
Sent on 18/09/2016 07:23

Hallo,
tut mir leid, ich möchte nicht mehr.»

Nächste Frau, ähnliches Spiel.

«Re: Re: Re: Re: Re: baldiges Kinderglück
von: Ma[redacted]
Sent on 18/05/2016 11:18
vor dem nächsten monat würde es nichts werden.»

Bis zum nächsten Monat ist viel Zeit, ausgesiebt zu werden.

«Re: Deinen Kinderwunsch erfülle ich :)
von: [redacted]na[redacted]
Sent on 22/04/2015 20:45
Hallo [redacted],
vielen Dank für Deine Zeilen! Diese und auch die Informationen in Deinem Profil sprechen mich an.»

Ansprechend sein und ausgewählt werden sind sehr verschiedene Dinge.

«Von: el[redacted]
Datum 11/07/2017 13:48
Hallo [redacted],
da sich nicht nur Dein Profil sehr nett liest, sondern auch Deine Nachricht, dachte ich mir, ich antworte mal ...»

«Von: el[redacted]
Datum 12/07/2017 19:00
Hey [redacted],
schön, dass Du dich gemeldet hast Smile
Zu meinen Hobbys zählt auch das Lesen und ich liebe es, zu Reisen. Bin auch nicht unbedingt ein „nur am Strand liegender Urlauber", sondern schaue mir gern auch Land u Leute an. Demnächst werde ich ein paar Tage mit meiner Kleinen in Italien verbringen ...»

«Von: el[redacted]

Datum 14/07/2017 16:01
Hey [redacted],
vielen Dank, wir hoffen auf schönes Wetter Smile
Melde mich, sobald wir wieder im Lande sind.
Bis dahin, hab eine ruhige Zeit und sei lieb gegrüßt von»

Seit ihrer letzten Nachricht warte ich auf die Einführung des Sankt Nimmerleintages, der bislang im katholischen Kalender fehlt. Zuschriften an sie werden mit Fehlermeldung abgewiesen.

«Von: Ro[redacted]
Datum 03/03/2017 16:50
Hallo [redacted],
Danke dir so nette mail, bitte schicken dein Bilder fuer mich,ok?»

Sprachlich nicht ganz auf der Höhe, reichte ihr Talent allemal zum Bildersammeln.

«Von: Ar[redacted]
Datum 04/04/2017 00:40
Hallo [redacted],
was du schreibst hört sich sehr symphatisch an.»

Was ich schreibe, mag sich sympathisch anhören, was ich sage, nett lesen, doch in dieser Welt entscheiden Frauen und diskriminieren Männer wie mich.

«Von: su[redacted]
Datum 04/03/2017 20:09
Hallo,
vielen lieben Dank für deine nette Nachricht.
Ich würde mich natürlich riesig freuen, wenn du mich bei meinem Wunsch unterstützen könntest.»

Auch für unwürdige Unterstützung sind Männer immer noch in Bittstellerposition. So mächtig wirkt weibliche Dominanz.

Von: [redacted]aus
Datum 03/03/2017 21:27
einen wunderschönen guten abend
danke dir für deinen lieben text

«Von: [redacted]ien
Datum 18/10/2016 23:12
Danke....sorry du bist nicht mein Typ.....»

Erstaunlich die Torheit der Menschen, ihre kostbare Lebenszeit mit unsinniger Suche nach unsinnigem zu vergeuden. Das gilt für das richtige Leben genauso wie für solch groteske Ansätze der Fortpflanzung, um die sexuelle Selektion zu unterlaufen.

Mal sehen, ob es auf eine noch frechere Weise klappt, die allerdings von der Frau, nicht mir vorgegeben wurde.

«von: shakti[redacted], 30. Dezember 2007 um 12:49
Hallo , wie heißt du eigentlich?

So nun hast du meine Mail,
kannst jetzt antworten viel und schnell.
Sicher gibt es noch viel von dir zu wissen,
voll neugier, beiß ich in mein Kissen.

Manchmal wünsch ich mir, mit Macht,
dass ein Mann, ein Kind mir macht.
doch sehe ich die deutsche Lage,
Nein ich sage und find es schade.

Genieße trotzdem meine lust und wünsch mir,
dass Du es mit mir tust.
Hingeben will ich mich dem Manne ganz und gar,
denn der Sex in mir, ist immer da.
Wundervoll ich es finde,
wenn ich mich unter dir winde.
Will dich tief in mir spüren

während wir gemeinsam spielen.
Möglich ist alles in der Welt,
wer gegebene Versprechen hält.

Sei gedrückt und geküßt,
langsam werd ich nach dir verrückt!»

«an: shakti[redacted], 2. Januar 2008 um 19:10
Hallo [redacted]y,

Nun wurde deine Nachricht zugelassen,
werde gerne Dich umfassen.
Beiß nun vor Gieren in Dein Kissen!
Dein Schoß wird mich nicht länger missen.

Gib Dich ganz hin und laß Dir machen:
Feuer, Begehren bis zum Krachen.
Winde Dich, laß es geschehen.
Ob Du einen Balg wirst sehen?
Auf jeden Fall wollen wir spielen,
soll mein Samen Frucht erzielen.

Werd nur vor Sehnen recht verrückt!
Weil süßer dann das Zeugen glückt.
Hauch mir nun schnell noch einen Kuß,
dann strömt der Lebenszeugerguß.»

«von: shakti[redacted], 2. Jan. 2008 19:40:25 +0100
Re: Ein frohes, gesundes und heißes neues Jahr! Aw: Verstanden ;-)

Hallo [redacted],
mein dichten ist heut nicht so gut,
mein müder Geist schon ruht,
drum grüß ich nur ganz schnell,
und lache hell.

Wünsche eine gute Nacht,

Träum von dir, mit aller Macht,
Schicke Küsse und knutsch dich sehr,
wünsche mir den Zeuger her!

Kisses [redacted]y»

«an: shakti[redacted], 5. Januar 2008 um 05:35
Küßchen [redacted]y,
hol mich endlich in Dein Linnen,
bald sollen Spermien in dich rinnen.
Unsre Sinne sollen schmelzen,
wenn wir uns beim Zeugen wälzen.

Denkst Du an den Test? Der ist nur dann sicher, wenn Du im letzten Monat mit keinem anderen Fremden Sex hattest, oder wenigstens Gummi und Vorsicht walten ließt.

Ich bin zu allem bereit, aber ohne Risiko.

Küßchen»

«an: shakti[redacted], 5. Januar 2008 um 05:35
Hallo [redacted]y,
na, du Schreibfaule! Bist Du beschäftigt? ...

Schreib mir Dein Begehren,
dir werd ich's nicht verwehren.

Dann mach noch Deinen Test,
und lad mich in Dein Nest.
Genießen wir dann pur
den Haupttrieb der Natur.

Kuß»

Im Unterteil der Email fand sich noch ein alter Knittelvers von shakti[redacted]:

«von: shakti[redacted], 29. Dezember 2007, 0:05 Uhr PST

Sorry, wollte dich mit meiner Frage nicht nerven, deine antwort war einfach so ungewöhnlich, für diese Seite, da mußte ich nochmal nachfragen

schnell werd ich einen test machen, damit wir tun können die schönen sachen.

auch du sollst ihn bald machen, dann können wir unbeschwert lachen.

verfallen wir dann unserer lust,
so geschied das ohne frust.
jetzt noch schnell ein sanfter kuß,
denn er ist ein muss.»

«an: shakti[redacted], 2. Januar 2008, 2:56 Uhr PST

Hallo Shakti[redacted],
na, plötzlich so stille? Schreib mir doch an [redacted].
Gern können wir die Gedichte wahrmachen.»

«von: shakti[redacted], 2. Januar 2008
hallo

habe dir am 30.12.07 eine mail an deine adresse geschickt, habe aber keine antwort bekommen ...

kiss [redacted]y»

«Aw: Ein frohes, gesundes ... neues Jahr! Aw: Verstanden ;-)
an: shakti[redacted], 2. Januar 2008 um 18:11
Hallo [redacted]y,
ich hoffe, diese Zeilen
werden sicher zu Dir eilen.
Diese Botschaft komme an,
damit ich Dich erreichen kann.

Unser Flirten und das Dichten
sollen echten Spaß ausrichten.
Denn nur wenn wir's wirklich tun,
kann neues Leben in uns ruhn.

Und nun drück ich Dir ein Küßlein
zärtlich auf Gesicht und Bein.
Und bald, Shakti, öffne mir,
mehr als nur Deine Tür.

Bussi»

Hat übrigens jemand vergessen, wie laut Feministinnen jahrzehntelang darüber gejammert haben, Männer seien angeblich so oberflächlich und würden auf das Äußere schauen? Nun, beim Zeugen ist es offensichtlich umgekehrt. Keine Frau kann so häßlich sein, daß kein Mann bereit wäre, sie zu befruchten und ihr ein Kind zu zeugen. Ich habe nie eine Frau wegen schlechten oder mir ungefälligen Aussehens abgelehnt; außerdem habe ich von genug anderen Männern mitbekommen, die es ähnlich halten. Kinder zeugen ist wichtiger als Aussehen – für viele Männer. Bei Frauen war folgende Reaktion Standard:

«von: shakti[redacted], 11 Jan 2008 17:24:23 +0100
Hallo mein ungeduldiger Befruchter!!!

Tut mir leid, dass du so lange auf eine Antwort warten mußtest, aber ich hatte seid Mittwochnachmittag kein Internet, geht erst seid heute Morgen wieder!

Dir ist aber schon klar, dass es so lange kein Treffen geben wird, bis ich ein Foto von dir gesehen habe!? Du machst mich sehr neugierig, aber ich werde mich nicht mit jemanden treffen, von dem ich nicht mal weiß wie er aussieht.»

Nachdem sie ihr Bild hatte, kam offenbar nie wieder eine Email. So machen das viele, ja fast alle Frauen: Sie lassen sich von etlichen oder zahlreichen Männern Bilder schicken, antworten aber nur wenigen, die sie wegen Äußerlichkeiten vorziehen. Nur wenige machen sich die Mühe einer Absage für die diskriminierten Männer, die von der Fortpflanzung mit ihr ausgeschlossen werden. Geist nützt nichts. Du kannst noch so interessant dichten, intelligent sein wie Einstein, doch gegen einen

Harz-IV-Protz mit Bizeps wirst du sofort fallengelassen wie ein Sack Hundekot.

Wenn eine Frau sucht, wird oft sehr lässig geplant. Es bin ja ich, der aus Fernen anreist, vielleicht eine Nacht durch gefahren ist wie in diesem Falle, um am frühen Morgen am anderen Ende des Landes sein zu können. Erkennungszeichen oder Verabredung waren vage und unzureichend. Laut meinen Unterlagen war ich erst an einer Stadt am Rhein, wo wir uns nicht erkannten, im gleichen Jahr frühmorgens in einer abgelegenen Bergstadt für eine andere Frau.

Dann stand ich dort an der Endhaltestelle der Kleinbahn, wartete Stunden auf den Morgen und Termin. „Bist du ein [redacted]er Bua?" fragte mich ein älterer Mann, der mich rumstehen sah, im örtlichen Dialekt.

«Re: Aw: Termin bestaetigen: komme Dienstag frueh
From: blu[redacted], 15. Juli 2008 05:25:06 EDT
War 3 mal am Bahnhof vorbei gefahren, war allerdings erst um 7.45 da. Wir haben uns warscheinlich verpasst, oder hast du nicht einen roten Benz gesehen ich sah dich nicht. Das tut mir leid das du umsonst gekommen bist, aber ich bin auch umsonst in der gegend gefahren wo ich dich gesucht habe.»

Nun, es ist nicht das gleiche: Sie ist bequem daheim zu spät aufgestanden, hat nachlässiger geschaut als ihre Rechtschreibung, ist gleich wieder weggerollt. Ich war am Vortage mit Zug und Bus durch die Nachtpause gefahren, hatte den Nachtschlaf versäumt, stand wie bestellt und nicht abgeholt, durfte dann ähnlich lang wieder heimfahren.

«22. Juli 2008 um 19:23
An: blu[redacted],
Hallo,
nächstes Mal sollte das besser organisiert sein, damit es sicher klappt. Bitte pünktlich abholen, oder eine Tel.nummer geben zum Benachrichtigen, oder die Adresse der ‚geliehenen Wohnung'. Dann wird es bestimmt klappen.
Viel Erfolg. :-)»

Ein nächstes Mal hat es nicht gegeben; die Frau hat den Kontakt abgebrochen.

Nun ließe sich fragen, was eine solche groteske Betätigung erbracht hat. Das kann ich nicht beantworten, da ich nur Aussagen anderer erhalte, nicht aber überprüfen kann. So unzuverlässig Behauptungen bei Suche und Anbahnung oftmals waren, könnten auch Rückmeldungen zu eventuellen Ergebnissen sein. Nun mag inmitten vieler Chaoten manch ehrliche Haut versteckt sein, doch kann dies nicht an der Nasenspitze erkannt werden. Genug herumgeredet: ich weiß es nicht. Ausgeplaudert habe ich ohnehin bereits zuviel, denn Grundregel ist: Diskretion ist Ehrensache. Verrückte Absagen, allgemeine Abläufe mögen von öffentlichem Interesse sein. Was darüber hinausgeht, ist kategorisch privat.

Im richtigen Leben stellte ein Mann fest, es daure so lange, zu verstehen, wie es mit Frauen laufe, daß die Erkenntnis nichts mehr nütze. Erst als Opa, der nichts mehr damit anfangen kann, weil es für ihn zu spät sei, habe er das Spiel der Frauen durchschaut. Seine Äußerung trifft genau. Manche lernen es nie, andere zu spät. Selbst wenn es einem jüngeren Mann gelänge, die Selektionsspiele zu begreifen, würde es wenig nützen, weil Frauen dann sofort entsetzt reagieren, weil dieser Mann ihre Wahl beeinflussen kann. Dann schreien sie: ‚Der Bösewicht manipuliert uns' und verschärfen ihr Vorgehen. Das dürfte der Grund sein, weshalb es so einjustiert ist, daß es gewöhnlich nie rechtzeitig erfaßbar ist.

Eine Ausnahme könnten Pick-Up-Artisten sein, die ihr ganzes Dasein darauf abstellen, so zu sein, daß sie ankommen und die Wahl von Frauen in ihrem Sinne beeinflussen, was auch der Grund dafür ist, weshalb sie von Feministen so gehaßt werden.

Auch die in diesem Buch vorgestellten Abläufe entspringen letztlich dem Versuch, auf eine verrückt erscheinende Weise die Selektion bei der Fortpflanzung zu gewinnen, wenn es auf vernünftige und würdevolle Art nicht geht.

Verlagsantworten

Zuweilen verraten sich hinter ablehnenden Phrasen Wahrheiten, die Verlegern unbemerkt herausgerutscht sind:

«Re: AW: Schwängerung und Samenspende
08 Jun 2018 09:06:39 +0200 Verlag Hollinek <[redacted]> wrote
Sehr geehrter Herr Deichmohle,
hören Sie bitte auf uns Ihre emails zu senden, wir haben kein Interesse an einer Zusammenarbeit.»

Hier wird offensichtlich nicht nur ein Buch abgelehnt, das ‚nicht ins Verlagsprogramm paßt', wie bei unbequemen Tatsachen so gerne gefloskelt wird, sondern es wird der Schriftsteller und Mensch abgelehnt, Zusammenarbeit mit ihm ausgeschlossen – ganz gleich, was dieser in seinem Leben noch schreiben sollte. Selbst wenn das eine Sinfonie oder ein Programmierleitfaden wäre, will dieser Verlag kategorisch nicht mit mir zusammenarbeiten und spricht ein Kontaktverbot für Emails aus.

Damit sind wir mitten in der feministischen Epoche: Frauen dürfen Männern beliebige Schwierigkeiten bereiten, doch wenn Männer versuchen, sich zu Wort zu melden, oder gar gegen ihnen verursachte Probleme argumentieren wollen, wird unterstellt, daß sie die Frau ‚belästigen' und ein Kontaktverbot verhängt. Schon ist die feministische Welt wieder in Ordnung: Die Frau darf weiter Männer diskriminieren und kaputtmachen, aber wenn ein Mann dagegen protestieren will, hagelt es Kontaktverbote, weshalb das damit mundtot gemachte Opfer als ‚Belästiger' dasteht. So funktioniert Feminismus.

«Von: [redacted] <[redacted]@klingenstein-verlag.[redacted]>
Datum: 11. Juni 2018 um 12:35
Betreff: Re: Schwängerung und Samenspende
Lieber Herr Deichmohle,
ich bitte Sie, mir in Zukunft **keine Mails mehr zu schicken. Ich werde keines Ihrer Bücher verlegen.**»

Na, das ist doch mal eine herzhaft klare Ansage. Der Herr [redacted] will kein Buch verlegen, das von Deichmohle stammt, und wenn es eine Rezeptsammlung für Speiseeis oder die Einführung in eine Programmiersprache wäre. Ein Kontaktverbot und Bewerbungsverbot gibt es obendrein. Das ist so, als würde ein Konzern schreiben: „Sie dürfen sich niemals bei uns für einen Anstellungsvertrag bewerben, weil uns Ihre Gesinnung mißfällt." Klarer geht Ablehnung und Unterdrückung Andersdenkender aus Gesinnungsgründen nicht mehr. Vielen Dank für Ihre unfreiwillige Selbstentlarvung.

Geantwortet hatte er auf folgende Einsendung:

«10. Juni 2018 um 18:58 ...:
Einen wunderschönen Tag Herr [redacted],
Dieses Buch handelt von jenen Menschen, die sich Kinder wünschen, jedoch keinen fruchtbaren Partner haben. Leser mögen am Verstand der suchenden Wunschmütter und dem sich anbietender Männer zweifeln, sich die Haare raufen, die Angelegenheit belachen – ich schreibe nur, wie es ist, nicht daß irgendwas daran gut sei.»

Dieses Thema scheint mehreren Verlegern die Sicherungen durchgebrannt zu haben. Noch weitere pauschale Absagen an Verfasser statt Buch gingen ein:

«redaktion@nexus[redacted]
Re: Schwängerung und Samenspende
24. Juni
Hören Sie jetzt halt bitte mal auf, Herr Deichmohle, uns ständig Texte anzubieten, die wir nicht wollen.»

Auch die folgende Verlegerin schafft es, nicht nur aus Gesinnungsgründen abzulehnen, was bereits den Tatbestand der Unterdrückung Andersdenkender erfüllt, eine Gesinnungsdiktatur errichtet, sondern erläßt darüber hinaus pauschales Bewerbungsverbot für den Schriftsteller – solch einen Machtmißbrauch hat nicht einmal die Inquisition des Mittelalters betrieben, die nur einzelne Titel verdammte, nicht alle Schriften des Verfassers.

«Re: Schwängerung und Samenspende

Am 13. Juni 2018, 10:35:11 MESZ hat [redacted] <[redacted]@scylla-verlag.de> folgendes geschrieben:

Guten Tag,

wir haben kein Interesse an Ihren Manuskripten und bitten von zukünftigen Zusendungen abzusehen.

Bitte löschen Sie uns aus Ihrem Verteiler.

Viele Grüße [redacted]

Marketing & Lektorat»

Re: Schwängerung und Samenspende Yahoo/Posteing...

[redacted]@scylla-verlag.de> 13. Juni um 10:35

An: Jan Deichmohle

Cc: [redacted]@scylla-verlag.de

Guten Tag,

wir haben kein Interesse an Ihren Manuskripten und bitten von zukünftigen Zusendungen abzusehen.

Bitte löschen Sie uns aus Ihrem Verteiler.

Viele Grüße

[redacted]

Marketing & Lektorat

SCYLLA VERLAG

Wohlgemerkt, es geht hier nicht um die Ablehnung eines Manuskriptes als solches, obwohl sich auch diese aus der Gesinnung von Verlegern, Journalisten und anderen Vertretern der vierten Macht ergibt. Bereits solche Ablehnung kann die wirtschaftliche Existenz und das Privatleben betroffener Schriftsteller gefährden oder zerstören, ist also keine Kleinigkeit, die achselzuckend abgetan werden darf. Bereits Ablehnung aufgrund von Meinungsverschiedenheit, obwohl die inhaltliche und stilistische Qualität für eine Herausgabe spricht, ist gesinnungsdiktatorische Unterdrückung.

Doch mit meinen Bücher passiert noch schlimmeres, was ich hiermit dokumentiere: Nicht einzelne Bücher werden abgelehnt, sondern pauschal der Verfasser mitsamt sämtlichen Werken, die er künftig schreiben könnte. Das hat ähnliche Wirkung wie ein Berufsverbot für politisch unliebsame Dissidenten, darf es in einer freiheitlichen demokratischen Ordnung nicht geben. Es ist sogar radikaler als die mittelalterliche Inquisition, die nur einzelne Werke verdammte, nicht aber pauschal alle Werke eines Verfassers. Schon gar nicht ist solche Hyperinquisition Privatsache von Verleger*In_nen, sondern politisch, ein Machtmißbrauch zu diktatorischen Unterdrückungszwecken. Wer das nicht versteht, ist entweder gehirngewaschen oder dumm. Wer die Ungeheuerlichkeit politisch motivierter Absagen, die kritische Stimmen jahrzehntelang kaltstellen, nicht begreift, ist selbst Teil des Problems und mitschuldig.

Deutlich wird in diesen Absagen, daß es sich eben nicht um Geschmacksurteile handelt. Gewiß kann jeder Mensch einen anderen Geschmack haben, wird jeder Schriftsteller seine Bücher anders bewerten als Verleger. Doch darum geht es nicht! Was ich dokumentiere sind skandalöse Abweisungen aus Gesinnungsgründen, wobei dann gleich noch ein Kontaktverbot verhängt wird, so daß es nicht einmal möglich ist, gegen ein ungerechtes Urteil Widerspruch einzulegen oder zu protestieren, weil das ja vom Kontaktverbot untersagt wird.

Das ist etwa so, als wenn in einem Unrechtssystem Kläger, Richter und Polizei identisch sind, dem Verurteilten bei Strafandrohung verbieten, ihnen zu antworten, wodurch auch kein Protest gegen ihr Verfahren geäußert werden kann. So funktioniert Feminismus.

Literaturhinweise

Lest auch andere Bücher des literarischen Untergrunds:

Jan Deichmohle, „Bali – bezaubernde Insel"

Jan Deichmohle, „Bilderbuch Madagaskar: Bilder, Buch, Madagaskar", Bilder sagen manchmal mehr als Worte

Jan Deichmohle, „Neuseeland: Gruppenreise mit dem Kiwi-Experience Bus. Die Kiwi-Erfahrung. Eine Groteske", ein überraschendes buntbebildertes Reisebuch mit Tiefgang.

Jan Deichmohle, „Das Buch der Festivals"

Jan Deichmohle, „Warum Festivals auf Dauer anöden"

Jan Deichmohle, „Kultur und Geschlecht. Feminismus: Großer Irrtum – schwere Folgen", Band 1 der Sachbuchreihe

Jan Deichmohle, „Ideologiekritik am Feminismus: Krieg gegen Mann, Natur und Kultur", Band 2 der Reihe „Die beiden Geschlechter" – Unlogik, Widersinn und falsche Annahmen feministischer Wellen und Kampagnen widerlegt!

Jan Deichmohle, „Die Genderung der Welt. Wie Feminismus weltweit Kulturen zerstört", Band 3 der Reihe „Die beiden Geschlechter" – Wie Feminismus internationale Organisationen, Verträge und Entwicklungshilfe mißbraucht.

Jan Deichmohle, „Zensiert: Flaschenpost in die Zukunft. Erster Band zur ersten Welle", Band 4 der Reihe „Die beiden Geschlechter" – Wissen, das in unverständiger Zeit einer hoffentlich verständigeren Zukunft erhalten werden muß.

Jan Deichmohle, „Die Unterdrückung der Männer", Band 5 der Reihe „Die beiden Geschlechter" – starke Beweise

Jan Deichmohle, „Nein!", Band 1 der Reihe „Die Wahlmacht der Frau" – Die Verdrängung von Männern durch weibliche Wahlmacht, Feminismus und Migration.

Jan Deichmohle, „Anmache: Vom Anmachen und Abwimmeln", Band 2 der Reihe „Die Wahlmacht der Frau" – auch literarisch und philosophisch ein Leckerbissen

Jan Deichmohle, „Beziehungsentzug", Band 3 der Reihe „Die Wahlmacht der Frau" – teils kafkaeske Erzählungen.

Jan Deichmohle, „Abgewimmelt"
Ein Buch, das aus der Reihe tanzt. Eine Leseerfahrung.

Jan Deichmohle, „Leben in der Hölle", Erzählungen

Jan Deichmohle, „Fulminantes Finale", Dreiteiler. 1. Buch „Verheißungsvoller Auftakt", 2. „Des Werkes Mitte", 3. „Krönender Abschluß")

Jan Deichmohle, „Abrechnung mit dem Feminismus: Flaschenpost in die Zukunft – Zweiter Band zu drei Wellen", Band 6 der Reihe „Die beiden Geschlechter"

Jan Deichmohle, „Der Frauenkrieg" und **„Der Untergang des Abendlandes"**, Tragödien in Versen

John Mileahed, „Das Leben als Reise"
John Mileahed, „Hippiephilosophie", Band 1 der Reihe „Hippiebücher": wie Gleichheit am Feminismus gescheitert ist
Martin van Creveld, „Das bevorzugte Geschlecht"
Nachweis starker männlicher Belastung und Benachteiligung, weiblicher Bevorzugung zu allen Zeiten der Geschichte.

FSC
www.fsc.org
MIX
Papier | Fördert
gute Waldnutzung
FSC® C083411

Kolibri 360 GmbH
Ferdinand-Jühlke-Straße 7
99095 Erfurt, Deutschland
produktsicherheit@kolibri360.de